1日1つ！にゃんこといっしょに健康長寿

Wada Hideki
和田秀樹

ビジネス社

はじめに——日々の健康習慣で80歳の壁は軽々と乗り越えられる

私は浴風会病院という老人医療の草分けの施設に、1988年から足かけ10年ほど勤務していました。その時の経験で、高齢者といっても70歳と80歳の体ではまったく違うし薬の効き方がまったく違うことに気づきました。検査数値が悪ければ薬で数値を正常値に近づける、というのが今の医療の常識です。でも、高齢になるほど肝臓や腎臓などの機能は低下しますので、若い人より薬がすぐには代謝も排出もされません。効きすぎてしまい、意識障害を起こすことがあります。何種類も多剤併用している方は特に危険で、薬の副作用による症状が認知症と間違われる恐れもあります。

そこで私がまずおすすめする健康法は、病院や薬に頼らないことです。そして、「よく歩く」「太陽の光を浴びる」「人とおしゃべりをする」「好きなことをして意欲を高める」ことです。

2019年の日本の平均寿命は男性81・41歳、女性87・45歳。健康寿命は男性72・68歳、女性75・38歳で、それぞれ約9年、12年の差があります。けれども、日常のちょっとした習慣の改善で、心と脳と体の健康寿命は延伸できます。今できることが5年先、10年先もできることを目指して、1日1つでも健康を考えた行動をしてみましょう。

本書ではいろはうたになぞらえて、簡単にできる健康法を紹介しています。添えられたねこの可愛い写真を見て心が和み微笑むことも、脳によい効果をもたらします。

好きなページを開いて「今日はこれをやってみようかしら」と実践してみるのもいいでしょう。

私の健康になるためのアドバイスが、皆さまのお役に立ちましたら幸いです。

2023年7月

和田秀樹

目次

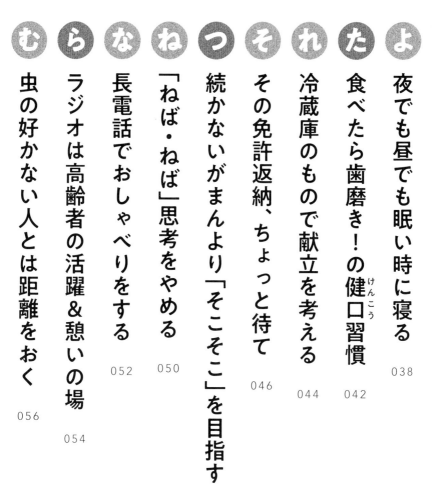

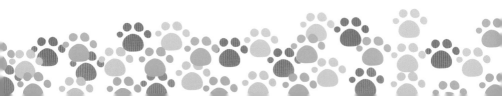

※「ゐ」は「い」、「ゑ」は「え」、「を」は「お」で対応しています。

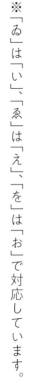

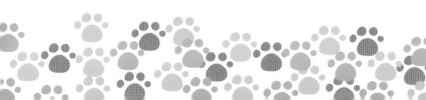

い

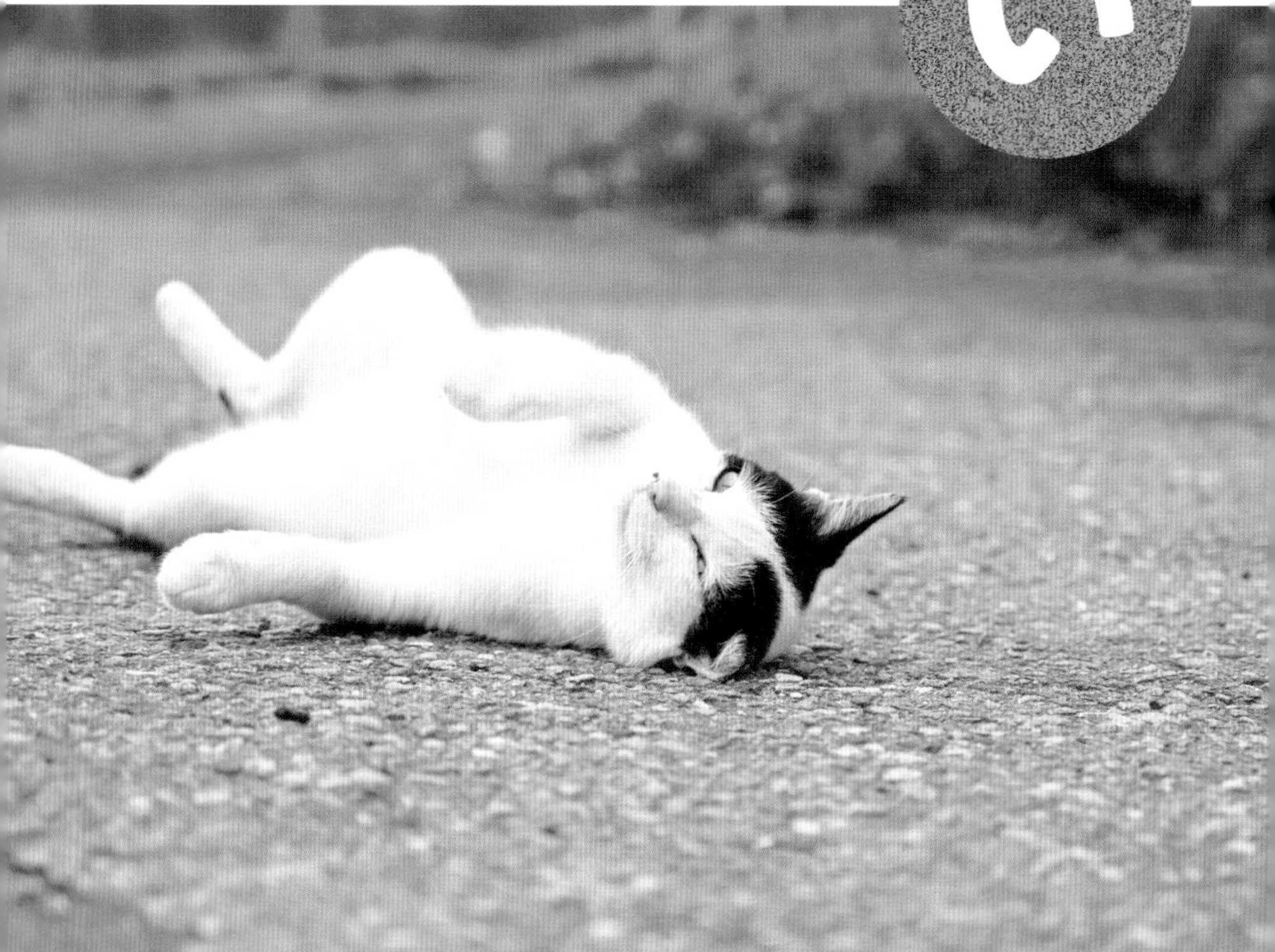

いい加減はよい加減

年をとると、脳の意欲や創造性、判断力などを司る前頭葉の機能が低下します。

老化というと記憶力の低下や筋力の衰えを心配なさる方が多いのですが、「感情の老化」こそ、予防したい老化です。「○○しなければならない」「○○なんて絶対おかしい！」「そんなはずはない！」などと、決めつけてしまう考え方や発言は感情の老化を招きやすい思考パターンです。

頭がよく、物分かりがよかったのに、年をとったら頑固で付き合いづらくなった人が周りにいないでしょうか。そういう人は難しい本を読んで理解したり計算を正確にしたりするのに使う脳の側頭葉や頭頂葉の機能は衰えていないけれども、変化にうまく対応するための前頭葉の機能が低下しているのです。

感情の老化の怖いところは、意欲を奪い、「老人性うつ」の引き金になることです。

感情の老化の予防法は「いい加減」になること。いい加減にはよい意味での「適当」「程よさ」の意味もあります。私はよく患者さんに「高田純次さんのような『テキトー男（女）』になりましょう」とアドバイスしています。肩の力を抜いていきましょう。

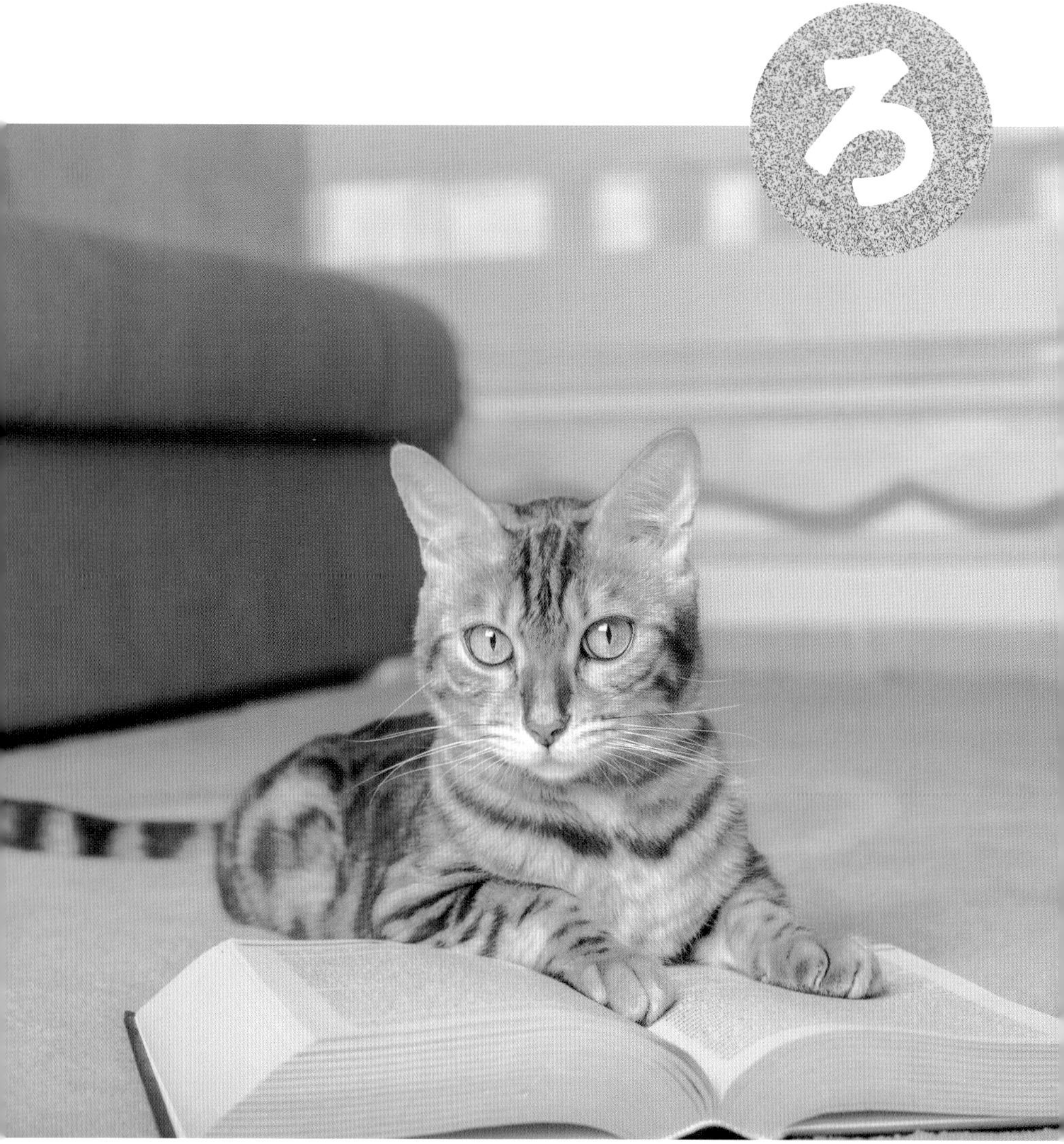
ろ

朗読は頭の体操

朗読・音読は、目で見て声に出してリズムよく読むことで、前頭前野を中心とした脳を活性化する効果があるといわれています。黙読するより脳内の血流量が増えます。同じ文章を何度も読んでいるうちに暗唱できるようになれば、さらなる脳の活性化につながります。気持ちを込めて読むことで感受性や表現力が豊かになり、コミュニケーション力も身につきます。おなかに力を入れて大きな声で読めば、ストレス解消にもなるでしょう。

読む物は論語や百人一首のような難しい古典ではなく、短い文章でも、好きな歌の歌詞でもかまいません。

ひとり暮らしなどで人と話す機会が減ると口腔機能が衰えて滑舌が悪くなってきます。そうすると、食べ物を噛んで飲み込む力も低下します。口腔の筋肉を鍛えるうえでも朗読・音読は役立ちます。

朝食後、寝る前などの1日数分間、やってみましょう。

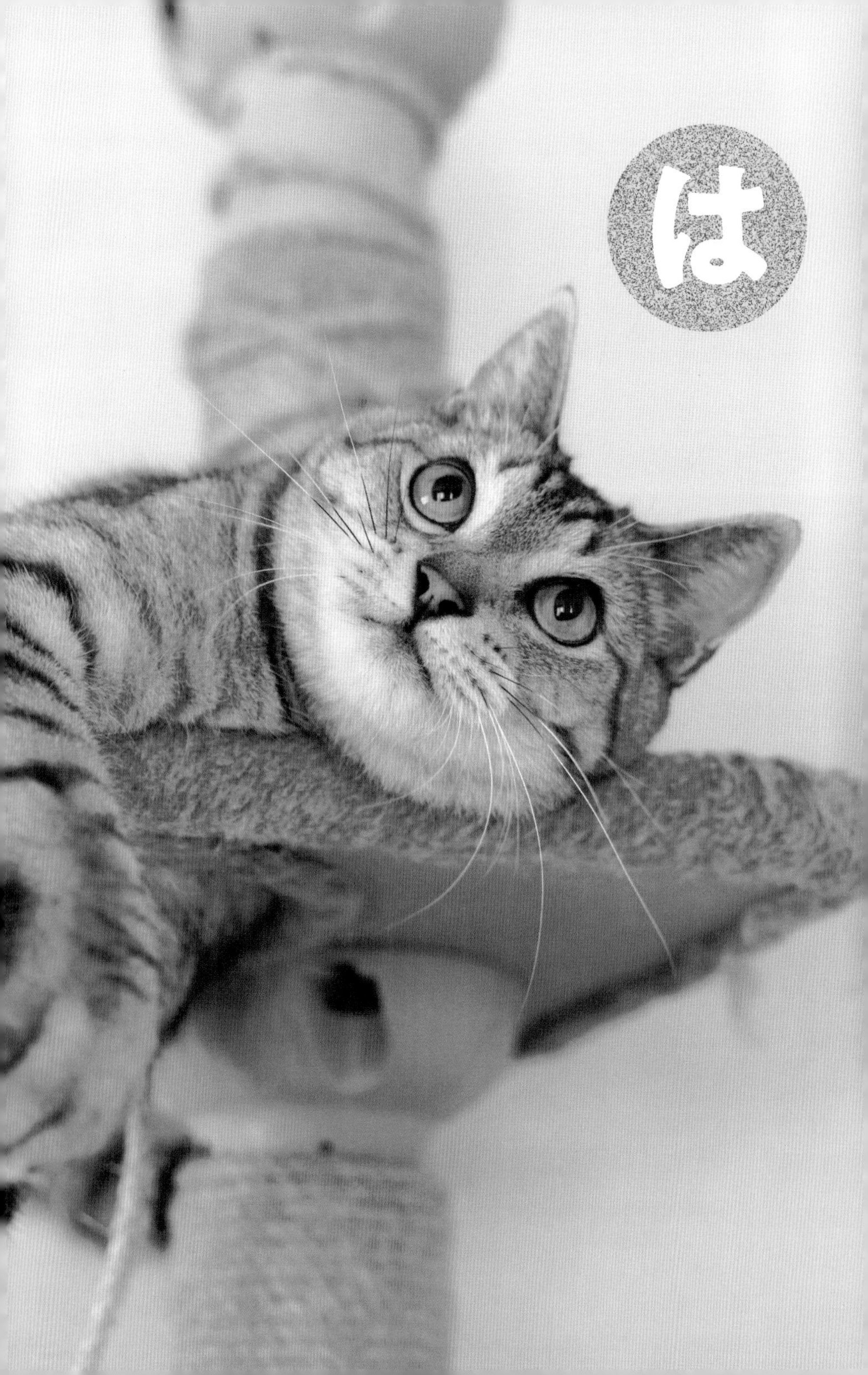
は

80点を目指すことで満足度アップ

年をとると記憶力、運動能力が落ちてきて、年々できないことが増えてくるのはしかたがないことです。

「ちょっと前までは横断歩道の青信号が点滅し始めてからでも走って渡りきれたのに」「駅の階段を下りるのがつらくなかったのに」「またトイレの電気を消し忘れてた!」などと、つい愚痴をこぼしていませんか。

１００点の完璧を目指してできなくなったことばかり見つめていたら、不満ばかりどんどん積もっていきます。この悪循環を断ち切るには「引き算をしないこと」。そして、「１００点を目指さないこと」です。

80点くらいに合格ラインを設定しましょう。

「今日はここまでできたから、合格、合格」「この年でこれだけのことができたら十分」と自分に甘くなることも大事です。

満足感は生活に充実感を与えます。

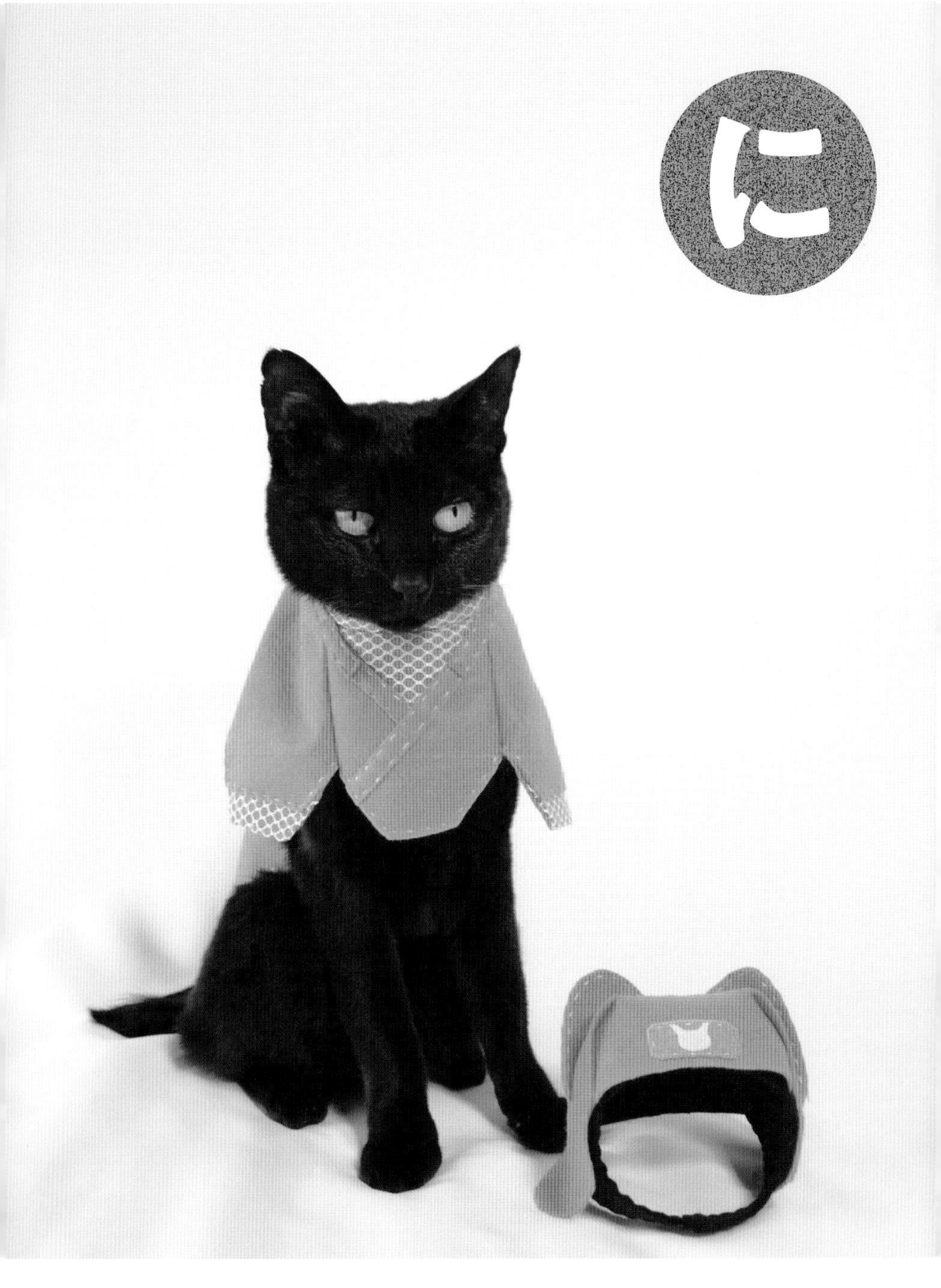
に

似合わなくなった服は手放す

「断捨離＝終活」ではありません。

今の自分を客観的に見つめ、今の自分に合った生活を送るために、断捨離は有効な作業です。

「この服、高かったけど、すぐ太ってしまって1回しか着ていない」

「10年前だけど『よく似合っている』ってほめられた服だから」

などという理由で捨てられずにいる服がクローゼットに眠っていませんか？

今、着たい服か、今の自分に色・質感・スタイルは合うかなどを基準に考えて、不要な服は処分しましょう。リサイクルショップやインターネットのフリマサービス（個人どうしが商品などの売買をインターネット上で行えるサービス）も活用できます。

「過去の若々しい自分」を引きずるよりも、今の自分が快適だと思う服で過ごすことを考えるほうが楽しく暮らせます。

今の自分に似合う服がクローゼットに並んでいるほうが「今日はどの服を着て出かけようかな」と日々に張りがでるでしょう。

ほ

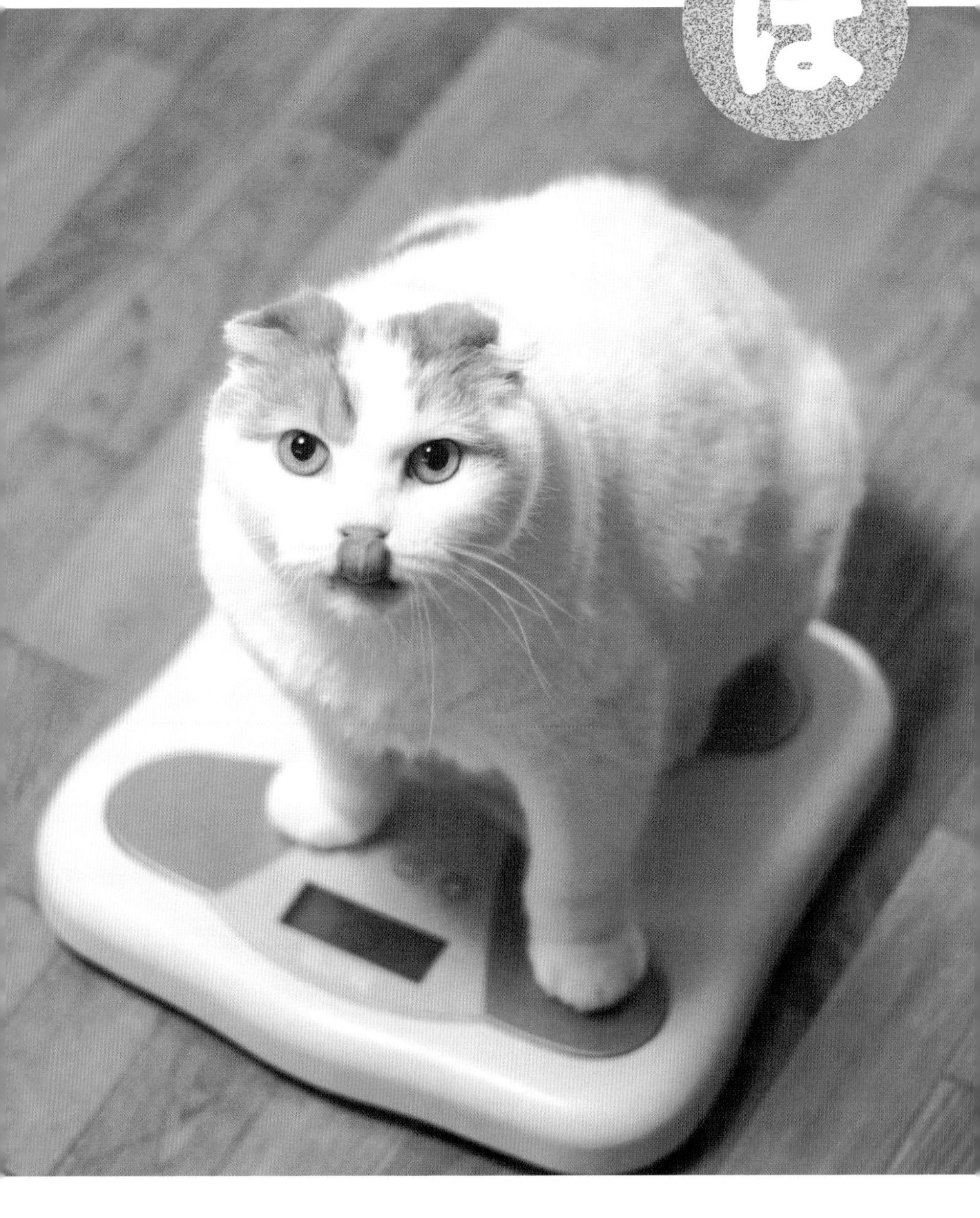

ポッチャリぐらいがご長寿体形

いろいろな著書で書いてきたことですが、国内外のデータを見ても「やや肥満な人が一番長生き」です。

テレビでは「痩せている＝健康」をうたうダイエット食品・器具のテレビショッピング番組が横行していますが、宮城県での大規模な住民調査や海外の統計データを調べると、ＢＭＩ（体格指数：体重【kg】を身長【m】の2乗で割った値）が、肥満度分類の判定で肥満1度（25以上30未満）ぐらいの人が最も長生きです。

長年高齢者の診察をしてきた私の経験から言っても、高齢になっても元気なのはポッチャリした方です。見た目も10〜20歳ぐらい若く見えます。

食事制限をしてタンパク質やコレステロールが不足すると低栄養状態になり、免疫力が低下し、うつ病、がんのリスクを高めます。炭水化物が足りないと脳機能が低下します。低栄養からフレイル（虚弱状態）になり、筋力がなくなって疲れやすくなり、歩行困難になる恐れもあります。好きなものを食べて「美味しい！」と幸せに感じることは、脳の前頭葉の活性化にもつながります。

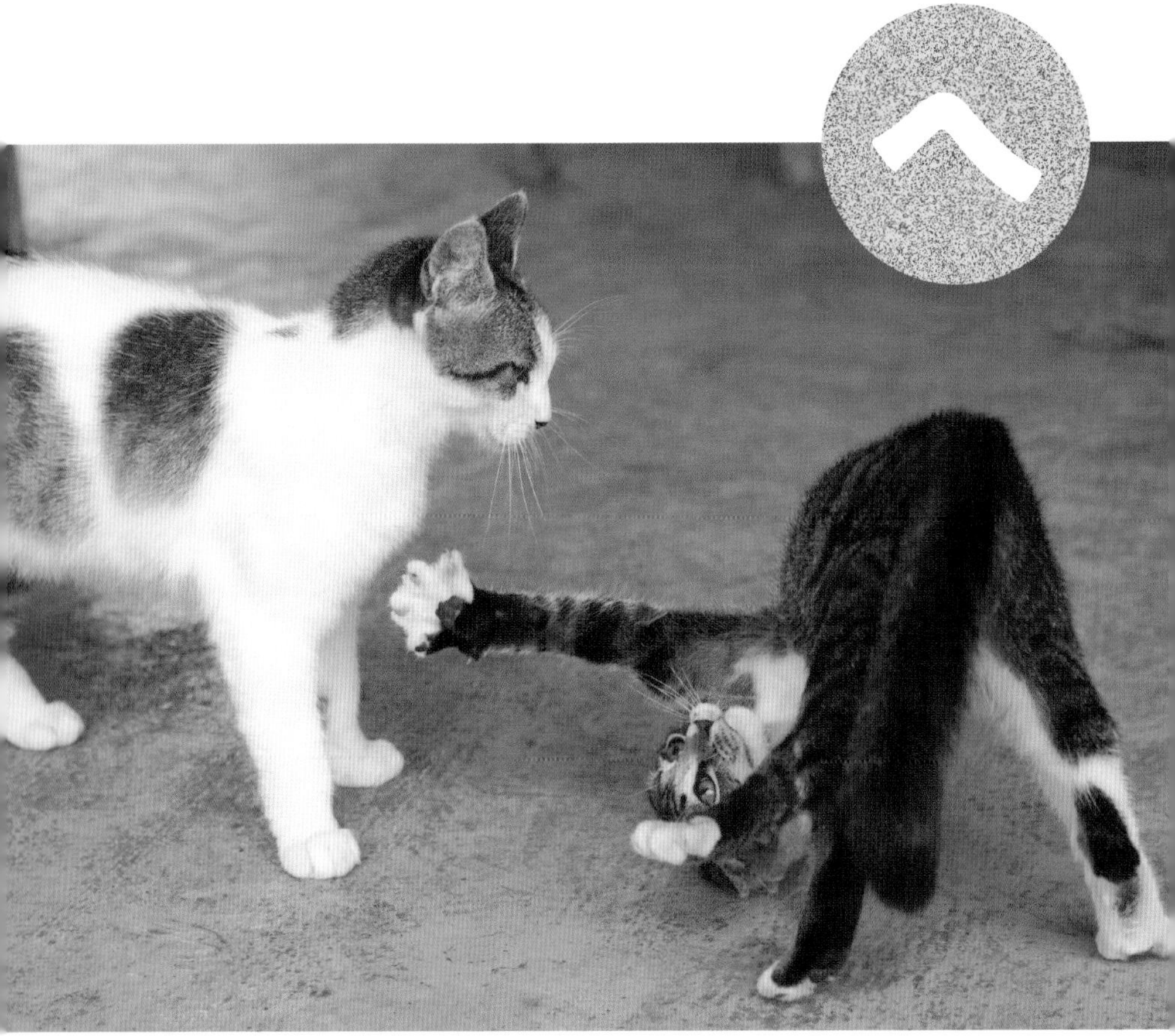
へ

変化を楽しむ気持ちが大事

毎日同じ時間に起きて、同じ時間に同じメニューの食事をとり、いつものメンバーで同じような話題でおしゃべりをして……という生活をしていると、脳に刺激がなく老化していきます。

高齢になると慣れ親しんだお決まりの習慣が心地よくなり、変化が怖くなる傾向があります。でも、認知症予防だと思って、変化を恐れず、楽しんで受け入れていきましょう。

「年をとってあの人は、若い時と変わって性格が丸くなったわね」と言われている人が周りにいませんか？　年齢を重ねることで細かいことを気にしなくなった、人目を気にせずやりたいことをできるようになった、若い頃より異性の友達が増えた。そんな自分の変化もおもしろがられたらいいと思います。

変化のきっかけを生む体験でおすすめなのは新しい趣味やスポーツを始めることです。知らない人ばかりの環境で少し緊張して過ごす経験は、脳のリフレッシュになります。

と

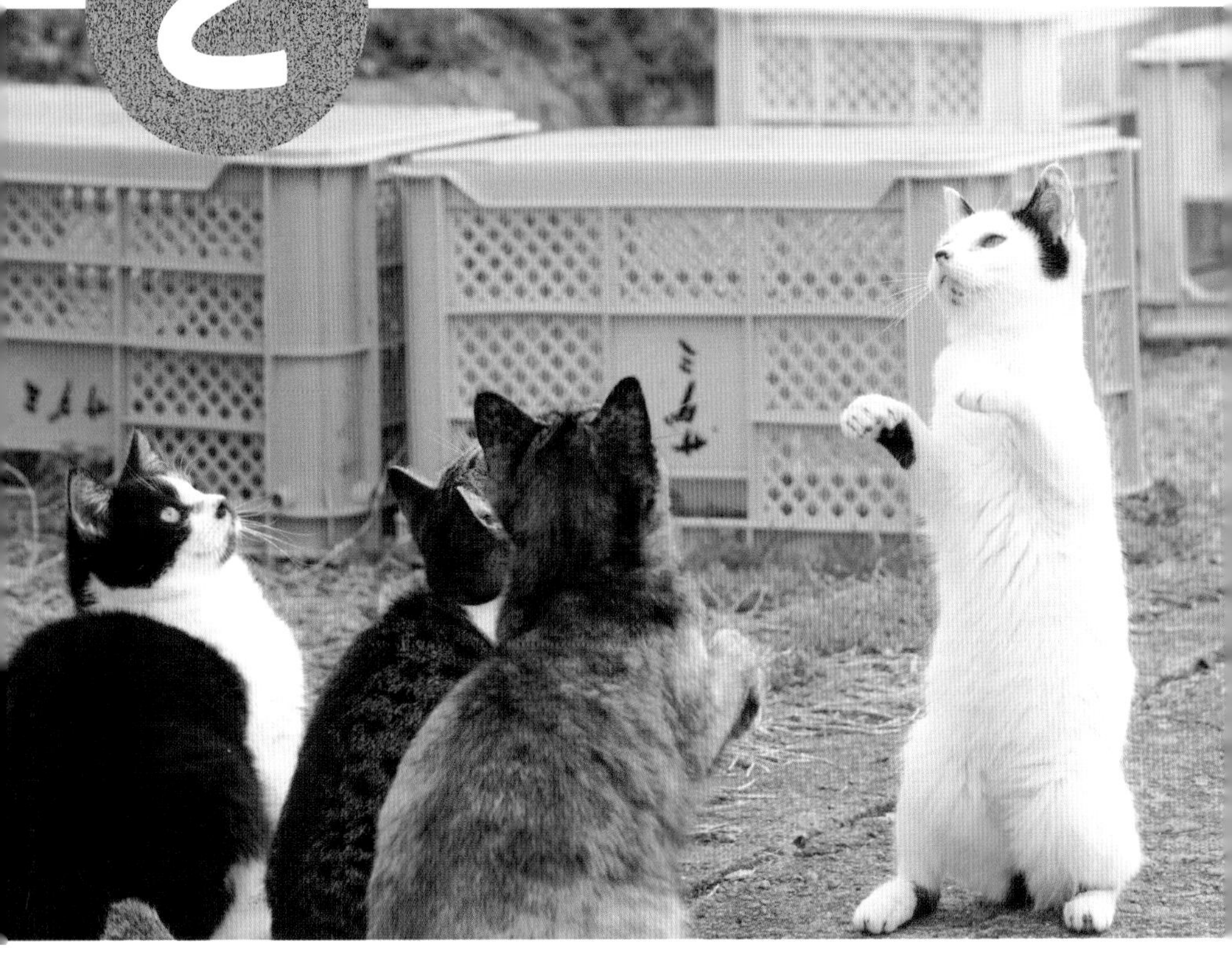

「友達」より「知り合い」を増やす

友達が多い人ほど楽しい生活を送っているんだろうなぁ、と考えがちですが、友達の数は3、4人いれば十分です。若い時は月に1度は会っていた友達もだんだん家族やお金や健康を考慮すると年に1、2回会えればいいほう、となっていきます。頻繁に会えなくても本当に自分をわかってくれる、いざという時には力を貸してくれる友達が数は少なくてもいればいいと私は思います。

友達より増やしたいのは近くの「知り合い」「顔見知り」です。よく行くお店の店員さん、ゴミ出しの時によく会うご近所の方、カルチャー講座の受講でよく隣に座る人ぐらいが「知り合い」でしょうか。自分と違った仕事、土地、家庭環境で生きてきた人の話は、驚きと知的好奇心をもたらしてくれます。

また、緊急で助けが必要な時には手を貸してくれるでしょう。若い知り合いも増やして、スマホの操作や今の流行などについて教えてもらいましょう。

付き合いが親密になって気を遣わなければならない存在にならないように、適度な距離感を保つことが知り合いでい続けるコツです。

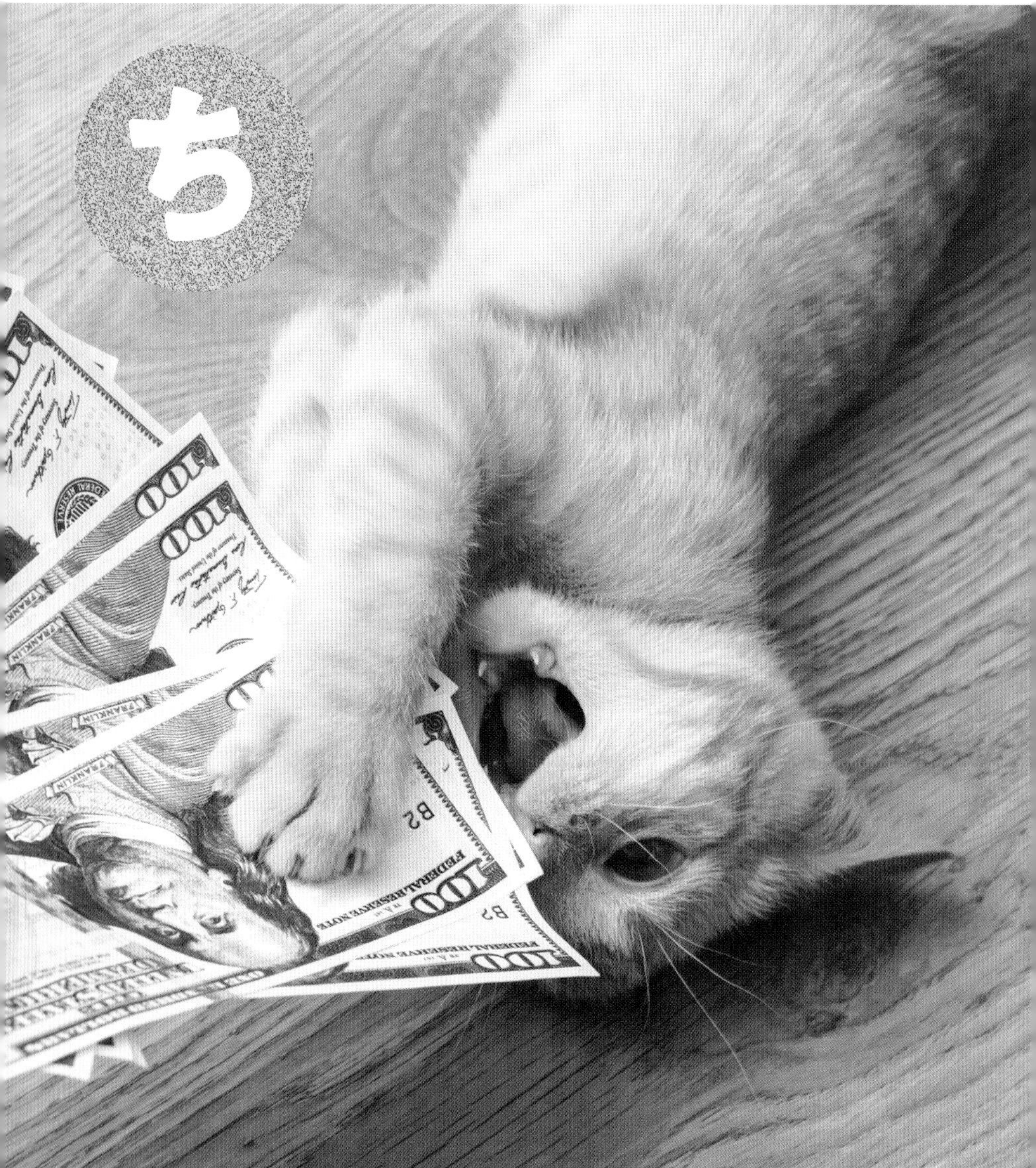
ち

貯金はこの世で使い切る

お金はあの世にまで持っていけません。子どもに残そうとすると兄弟での相続争いに発展したり、ろくなことはありません。それは数百万円の遺産であってもです。お金で残すより、子ども、孫の旅費も全部負担してみんなで豪華旅行をする、美味しいレストランに行くなど、思い出に残る使い方をしましょう。子どもや孫に感謝された時の幸福感は心の健康によい効果がありますし、コミュニケーションの機会をつくることにもなります。

「老後が心配」と言って80歳を超えても貯金し続けている方が多いといわれていますが、お金を上手に使って暮らすことは健康習慣の一つです。

自分のためであっても「物」より「事」に使うことをおすすめします。美味しい物をお取り寄せする、映画を観る、旅行する、習い事をするなどです。

また、買い物をする時には、紙幣で払ったりクレジットカードやＰａｙ《ペイ》Ｐａｙ《ペイ》などのＱＲコード決済を利用したりするより、お釣りがないように計算して小銭でぴったり払うことを習慣づけると、頭の体操になります。

リ

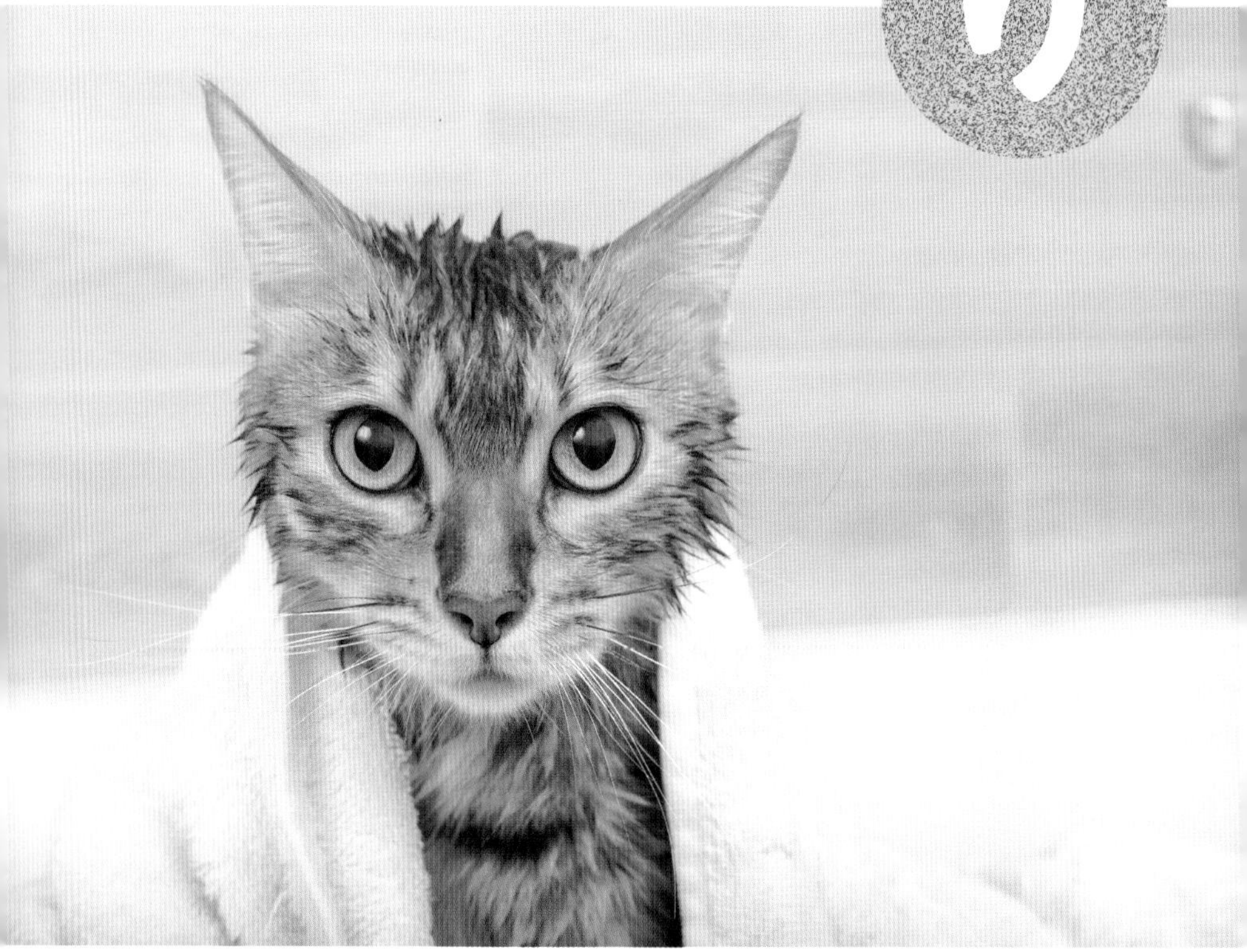

リラックスできるのはぬるめのお風呂

お風呂に浸かるのは危険だからシャワーで済ます、という方がいらっしゃいますが、入浴は清潔保持ばかりでなく心身によい効果をもたらします。体温を上げて免疫機能を高める、血液循環を促し脳の血流量をアップする、副交感神経が優位になってストレス解消、血圧低下につながる、眠りの質が向上するというメリットがあります。以下の点に気をつけて安全かつ快適に入浴しましょう。

①部屋と脱衣所・浴室で寒暖差がないように、浴室をシャワーや浴槽のお湯の蒸気で暖めておく。
②飲食後すぐの入浴を避け、入浴前に水分補給をしておく。
③浴槽に入る前に心臓から遠い足先からかけ湯をする。
④湯の温度は38～40度ぐらい、入浴時間は10分間程度にして、長湯はしない。心臓の負担を考えると半身浴がよい。
⑤血圧が安定しやすい午後2～4時頃に入浴する。
⑥転倒防止のマットを敷いたり、手すりを付けたりする。

ぬ

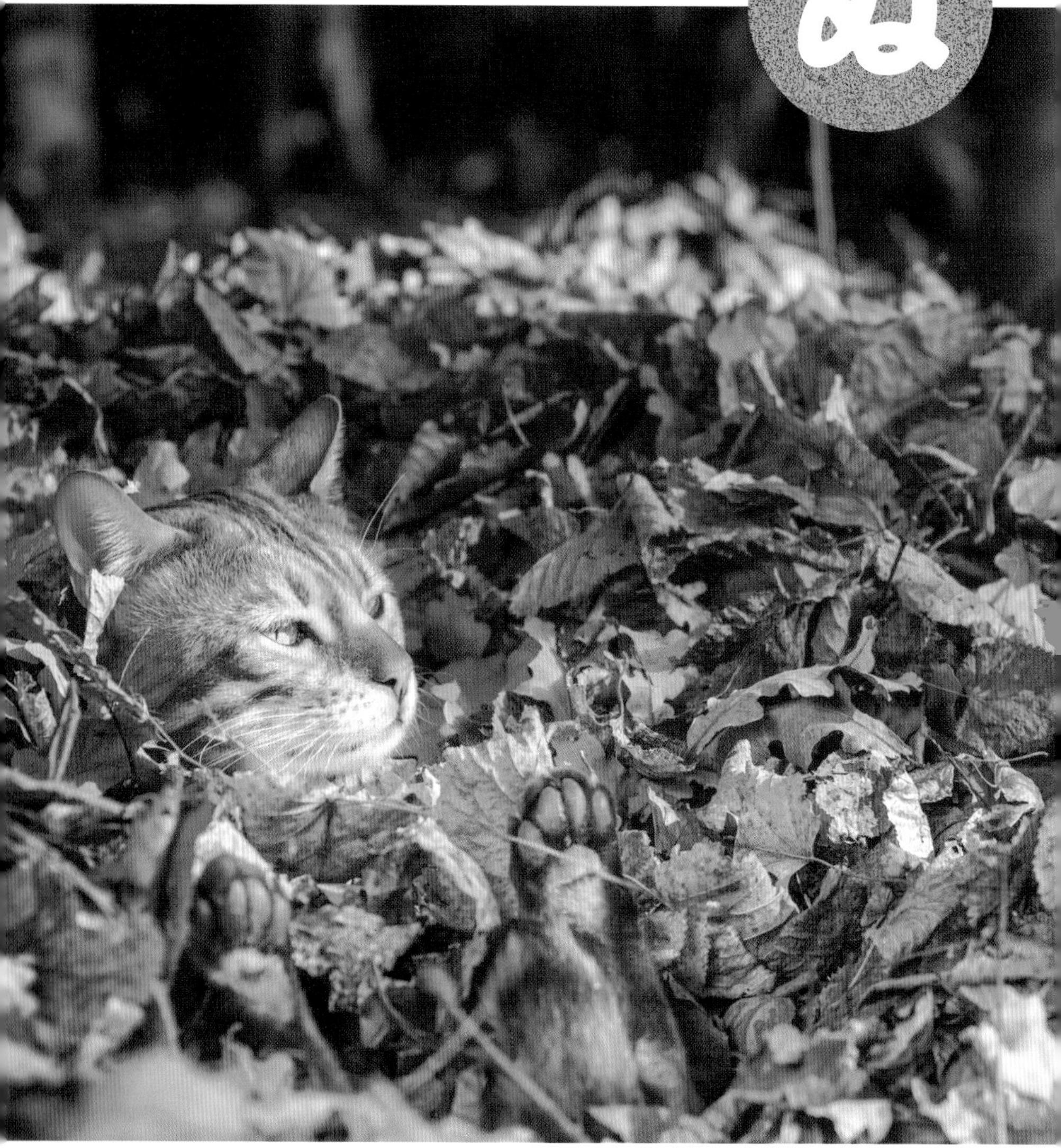

「濡れ落葉」にならない

「濡れ落ち葉」というのは、定年後に妻につきまとう夫を、雨に濡れた落葉を箒で掃こうとしても地面にべったり貼り付いていてなかなか取れない様子にたとえた言葉です。定年後、仕事も趣味もなく友達もおらず、ずっとうちにいる夫が、妻に三度の食事支度を要求し、妻が友達と出かけようとしてもくっついてくるというのは妻の精神衛生上よくありません。最近では、夫の言動が原因の不調は「夫源病」と呼ばれています。

互いに精神的に自立した生活を送ることが長い目で見るとよいのです。「朝食と昼食は各自で料理して食べる」「互いの友人関係に干渉しない」「ひとりになる時間を持つ」などから始めてみてはいかがでしょうか。

また、年をとって前頭葉の機能が低下すると「威張り好き」になる傾向があります。会社では肩書があって威張っていれば、部下が何でも言うとおりに動いてくれたかもしれません。しかし、家庭や地域で「元○○会社の部長」の名刺は役に立ちません。

新しい環境で新人になった気持ちで、「ありがとう」を言える人は、頭の柔らかい若々しい人です。

る

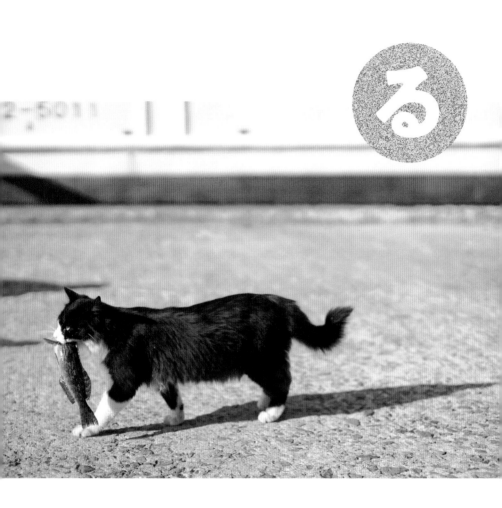

ルートを変えてスーパーに行く

高齢者の体力づくりでは「今できることがこれからもできる」ことを目指しましょう。つまり、今の時点でできていない腹筋100回ができるようになることは目指さなくていいのです。今30回できるなら、1年後も30回できることを目標にしましょう。

私はご高齢の方に「よい運動方法はなんですか？」と聞かれた時には「毎日お散歩すれば十分ですよ」と答えています。

歩いていると、昨日は咲いていなかった花が咲いていたり、子どもが流行りのおもちゃで遊んでいたり、ベンチでは上司の愚痴を言っている若いビジネスマンがランチをしていたり、毎日少しずつ違うおもしろい光景に出くわします。これも脳の前頭葉へのよい刺激になります。散歩の時間がとれなくても、スーパーまで歩く時や、仕事のお昼休憩でランチに出かける時も散歩と同じ効果があります。

たまには通ったことのない道、少し遠回りの道を歩いてみましょう。

もし道がわからなくなっても、今はスマホのＧＰＳ機能を使えば知っている道に戻ることはそう難しくありません。プチ冒険をしてみましょう。

た

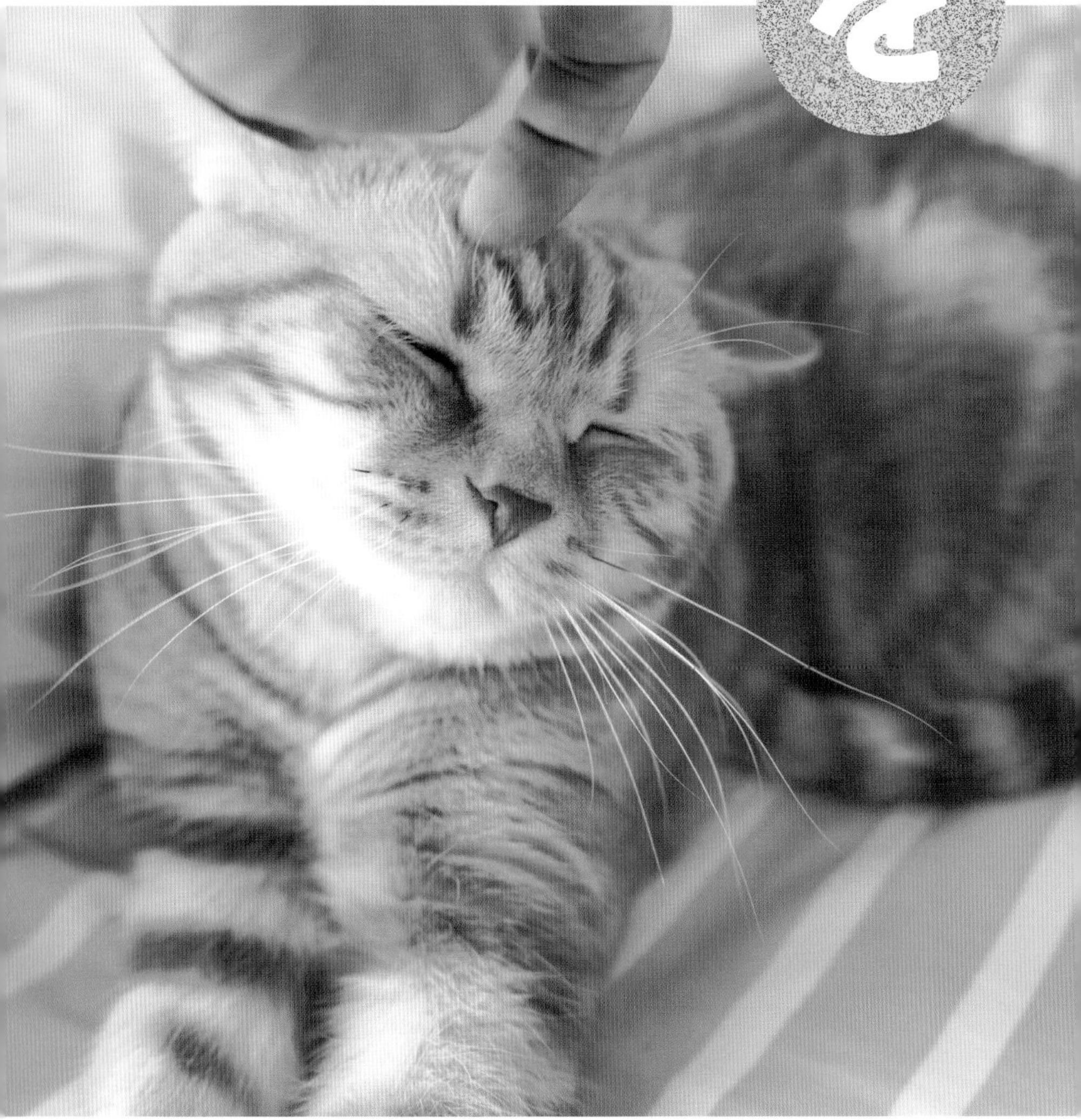

押されても押し返さない

「あの人は間違っている」「私のほうがよく知っているのに」

こんな気持ちになってモヤモヤすることはありませんか。

自分の意見ややり方に固執せずに、「あの人の意見も私の意見も間違っていない。人それぞれ」と思えれば、あなたの心の健康度はグッとアップします。

年をとると、「押されたら押し返してなんとしても勝ちたい」という気持ちが強くなります。でも、相手も同じ気持ちだと、また押し返してきてどんどんイライラがつのってきます。

感情的になると関係性はどんどんこじれてストレスになるのです。

目指すのは「引き分け」。

「じゃあ、まずあなたのやり方でやってみて、もしダメなら私のやり方もやってみない？」

と言えたら、ひとまずの答えが出せます。

自分の心の平和のために、「押し返さずにそこでとどまる」ことをやってみましょう。

わ

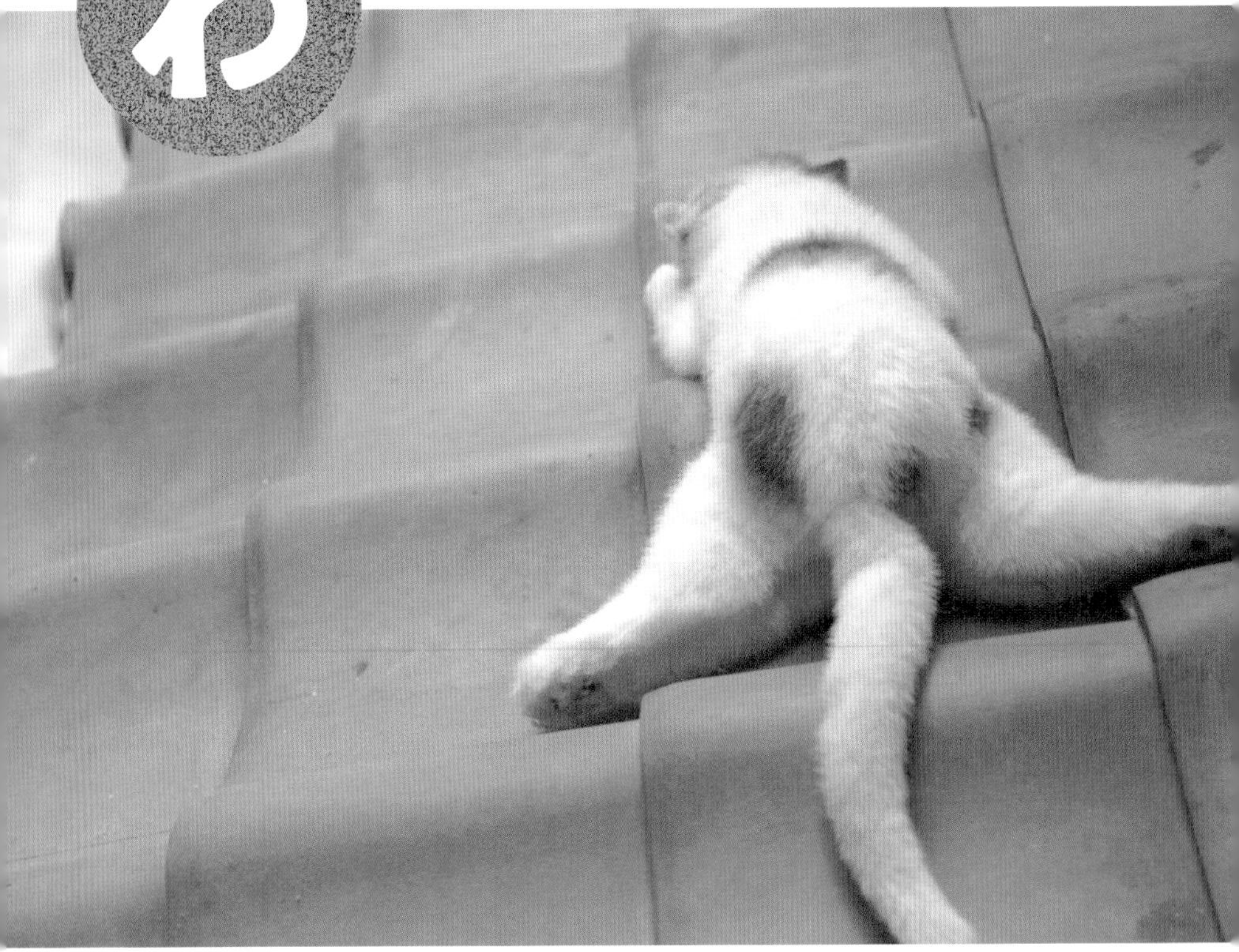

忘れ上手になって心にゴミをためない

日本の国民的映画『男はつらいよ』で松坂慶子さんがマドンナ役だった「浪花の恋の寅次郎」に「忘れるってのはほんとうにいいことだなぁ」という寅さんのセリフがあります。忘れるのは人間にとって大事な心の浄化作用です。もし生まれてから死ぬまでの全部のことを覚えていたら、つらい試練を乗り越えて生きるのは今よりも困難なことになるでしょう。

常に前向きに何か新しいことにチャレンジしている人は、目の前のことを考えるのに精いっぱいで過去のマイナスの感情にとらわれていません。チャレンジしたいことがなくても、とりあえず外に出て気が紛れたらマイナス感情から少し気持ちが離れられます。

ちなみに、私がこれまでに出会った、ある程度以上重い認知症の患者さんに限りますと、不幸せに見える方はほとんどいませんでした。過去のつらいことを忘れて穏やかにニコニコしている方が多かった印象です。認知症は皆さんが思うほど怖い病気ではありません。忘れることで心のゴミを掃き出してしまいましょう。

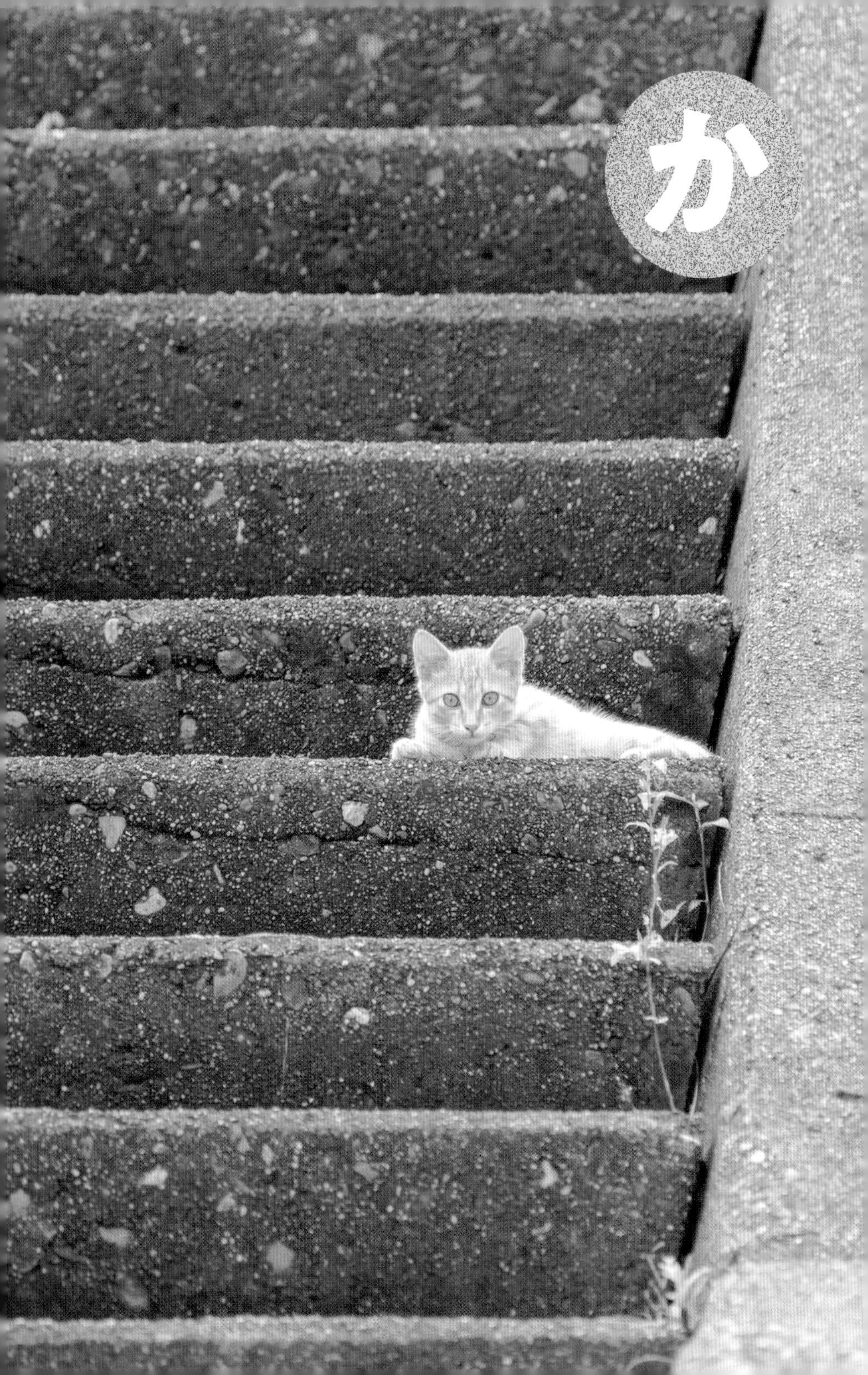
か

階段を率先して使う

「る」の項目（P30）で、健康維持には散歩が効果的とお伝えしましたが、もう一つ、階段を使うこともおすすめです。

階段を使う時は手すりがあって通行者が少ないなど、ゆっくり上っても安全が確保されるかをまず確認しましょう。

高齢者はエスカレーターやエレベーターを利用しがちですが、無理のない程度での階段利用は脚力の維持に効果的です。

上る時より下りる時のほうが大腿四頭筋と骨を鍛える効果があるといわれています。そして上る時に使う筋肉より下りる時に使う筋肉のほうが先に衰えてきます。しかし、備え付けられているエスカレーターが上りだけという駅もあり、エレベーターが備えられていない歩道橋もまだ多くあります。

日頃から手すりを使いながらでも階段を下りる練習をしておくと、転倒予防にもなります。階段をすたすた上って下りられる人は外見も若く見えます。

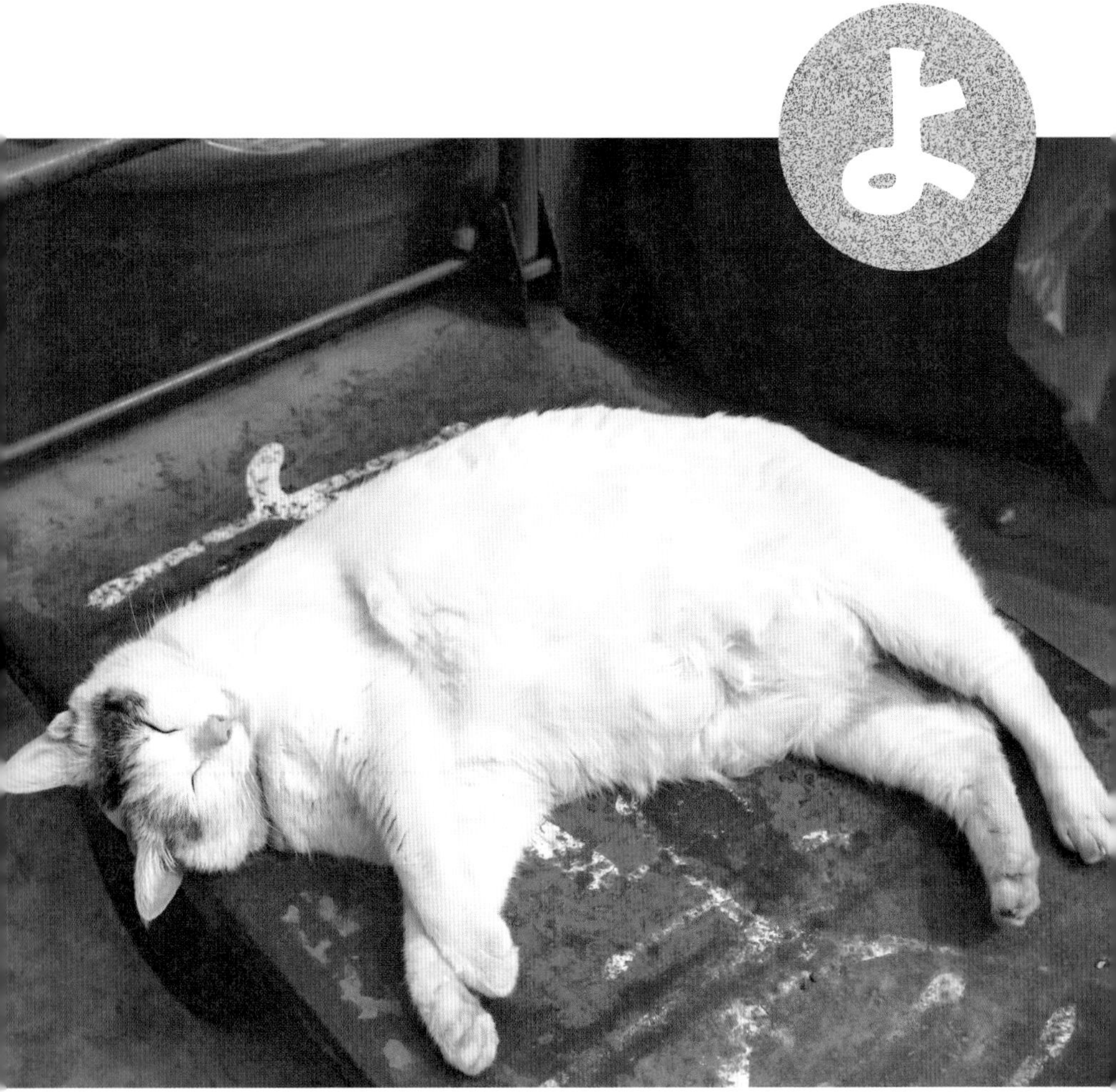
よ

夜でも昼でも眠い時に寝る

眠れないからと睡眠導入剤などの薬を飲む必要はありません。睡眠導入剤は寝つきをよくする薬であって、夜間に起きてしまう人にはほとんど効果がありません。夜中に目が覚めてトイレに行く時に睡眠導入剤の影響でふらついて転倒する人もいます。そもそも夜に眠れないなら、眠くなった時に寝ればいいのです。あまり神経質にならずに「お昼寝すればいいや」と思いましょう。必要な睡眠時間は個人差が大きいので、8時間眠らなくても元気で過ごしている人もいます。

高齢になるとメラトニンというホルモンが減ってくるので、眠りが浅くなったり朝早く目が覚めるようになったりします。メラトニンの原料であるセロトニンには不安を軽減する作用もあり「幸せホルモン」と呼ばれています。

メラトニンを増やす方法は、昼間に太陽の光をたくさん浴びることです。光を浴びるとセロトニンの分泌が活性化され、夜にセロトニンがメラトニンになります。セロトニンの材料となるのはタンパク質。肉・魚・大豆等をしっかりとり、セロトニンが分泌される腸内環境を整えれば、睡眠によい効果をもたらします。

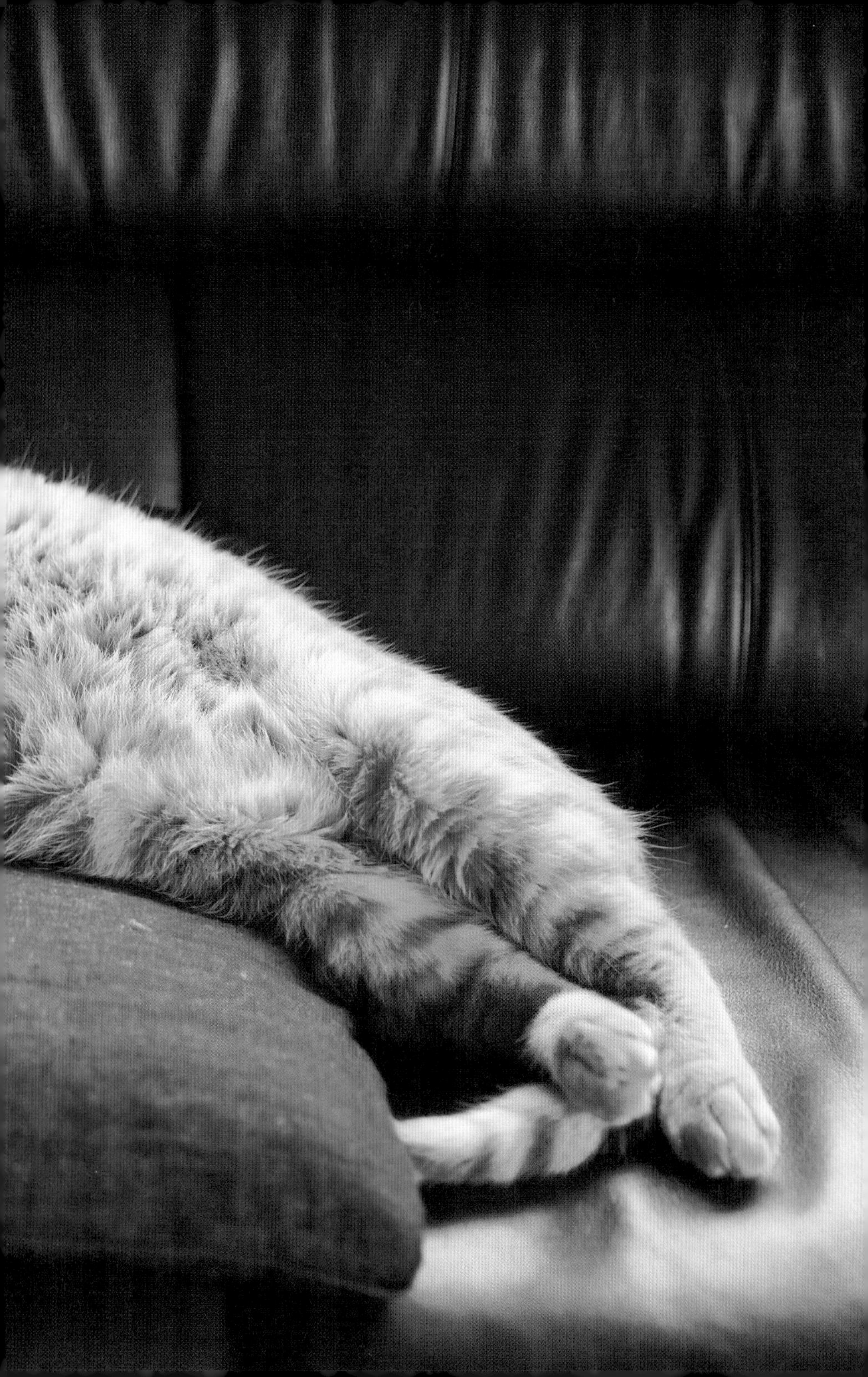

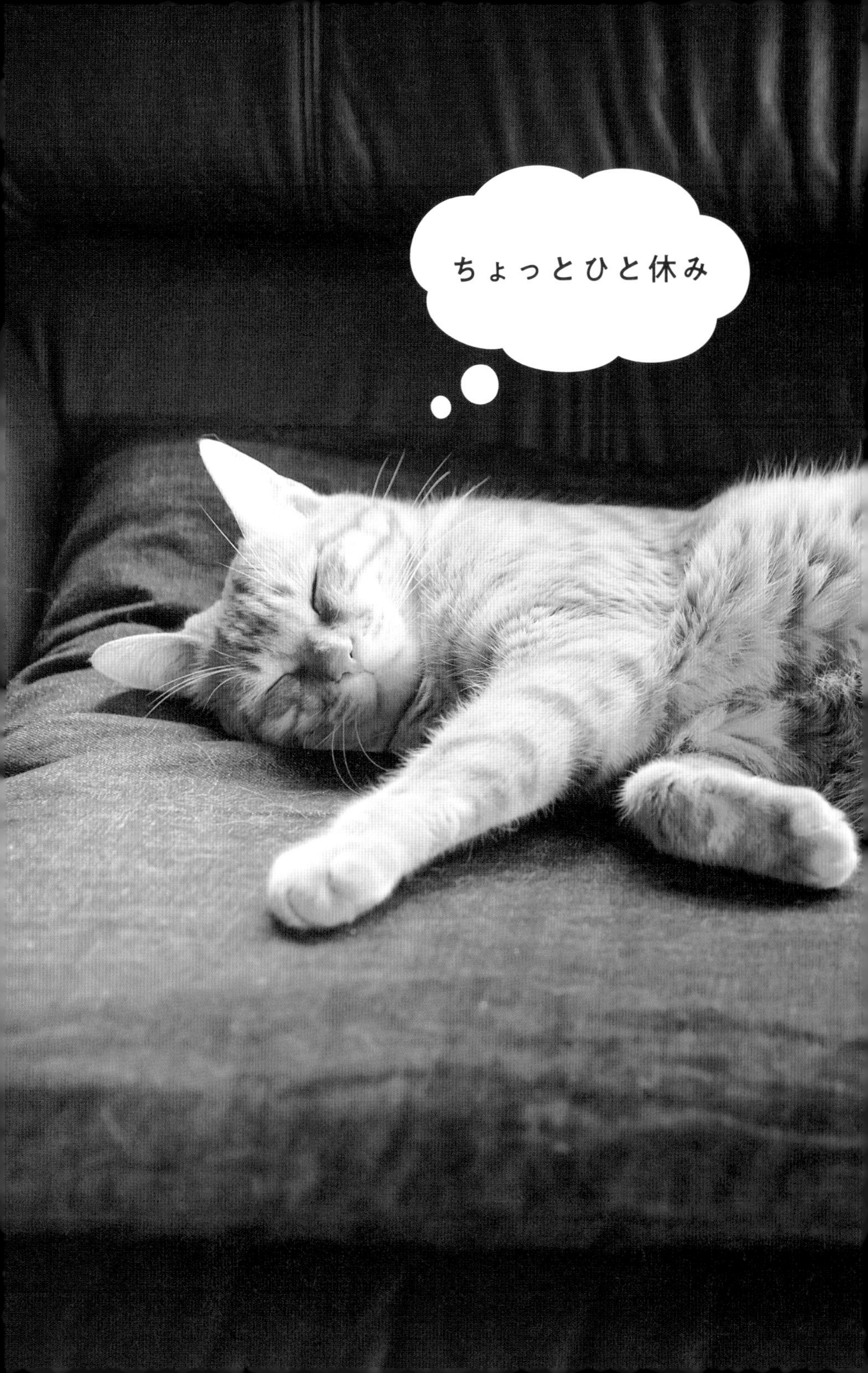
ちょっとひと休み

た

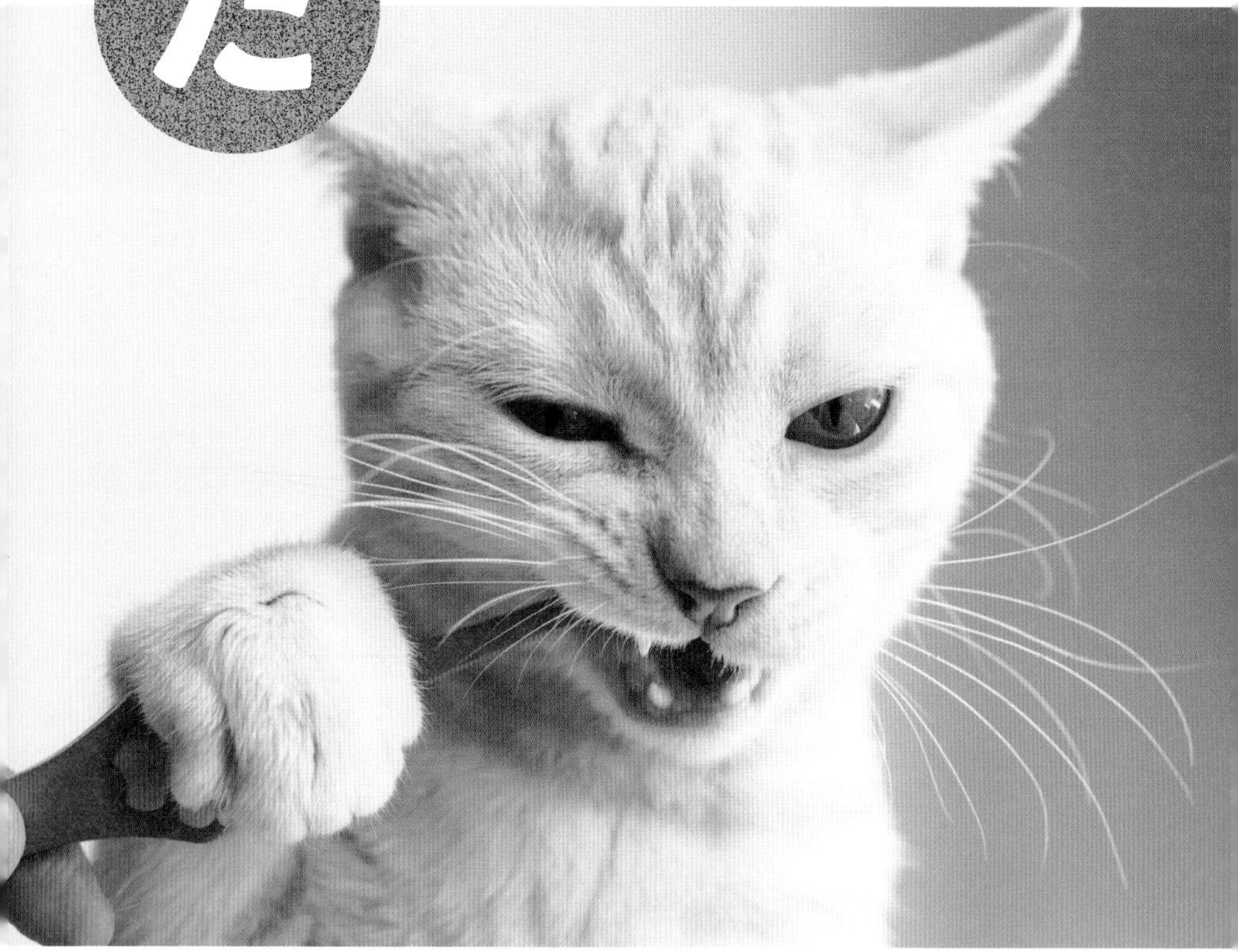

食べたら歯磨き！の健口《けんこう》習慣

しっかり噛《か》んで食べることは、脳を刺激して認知症予防になるとされています。高齢になると唾液量が減り、飲み込む力が弱くなってきます。食べ物が間違って気道に入ってしまうと口腔内の細菌も気道に入り、誤嚥性肺炎を起こす恐れがあります。食後、歯みがきや入れ歯を清潔に保つことが誤嚥性肺炎の予防になります。歯磨きができない時は、うがいやガムを噛むだけでもかまいません。甘いものを食べた後はすぐにお水やお茶を飲むと虫歯予防になります。歯ブラシは毛がやわらかくヘッドが小さめのものがおすすめです。歯間ブラシや舌ブラシなども併用しましょう。口の周りの筋肉や舌の機能を高める「パタカラ体操」を食前にすることもおすすめです（パ：閉じた口を破裂するようにして発音／タ：舌の先が上顎につくようにして発音／カ：舌の根元を喉奥に付けるようにして発音／ラ：舌先を反らせて巻くようにして発音）。

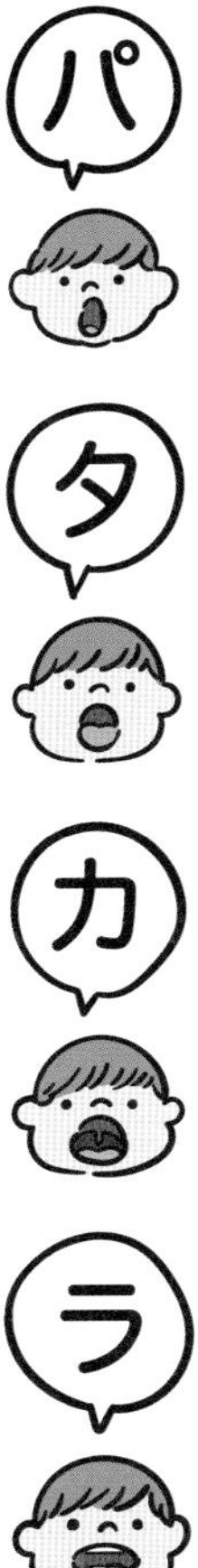

れ

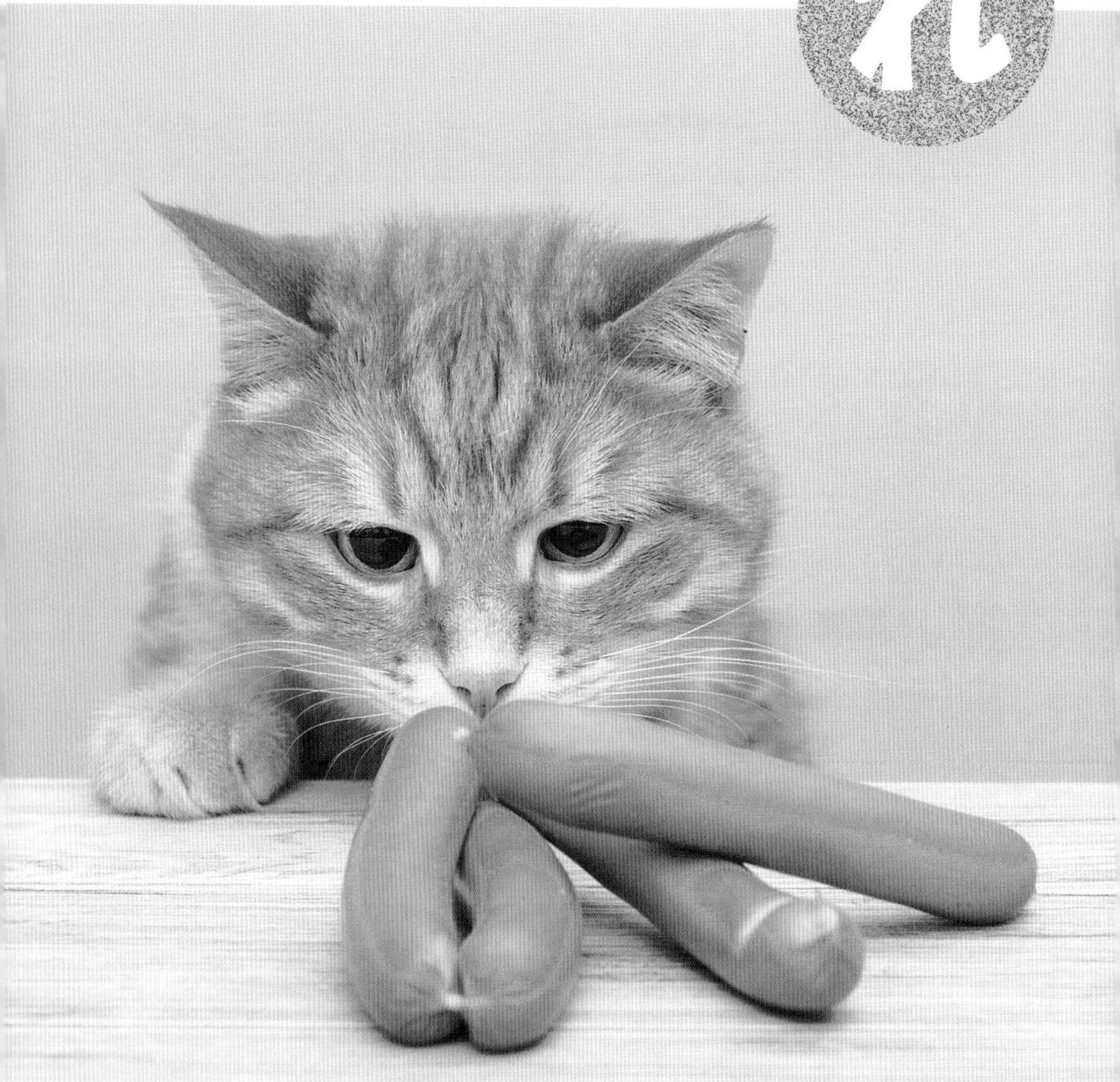

冷蔵庫のもので献立を考える

「今日の夕飯の献立は何にしようかしら？」と何十年も家計をやりくりしながら献立を考えてきた方は、脳にとてもよい習慣を持っています。

献立を考え、同時進行で2、3品、焼いたりゆでたりする時間を忘れずに進行させてつくるのは最適な脳トレです。

注意したいのが、いつもの時間にいつものスーパーに行って、変わりばえのしないおかずをつくって食べるという習慣です。

週に1度、1つだけ、普段は買わない食材、調味料を買ってみてはいかがでしょうか。たとえばズッキーニや黄色いパプリカを1つ買ってみる。そして、本やインターネットでこれの料理法を調べてみたり友人に聞いてみたりする。翌日、残ったズッキーニやパプリカに合う食材を冷蔵庫にあるものから探し、節約メニューを考えてみる。これだけでもかなりの脳活になります。

さらに、「る」の項目（P30）で紹介したようにルートを変えてスーパーに行けば、脳の前頭葉への刺激が高まります。

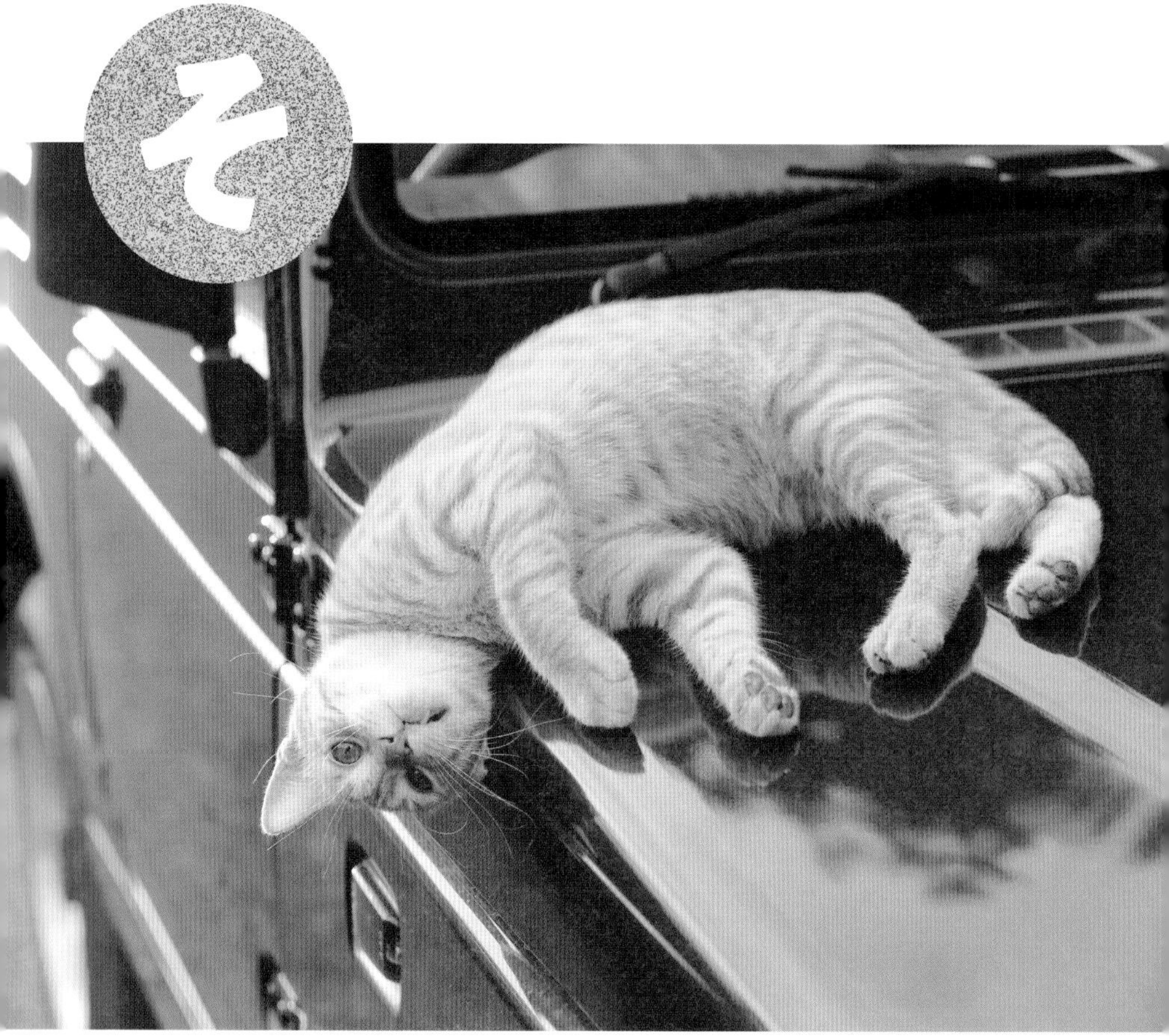

その免許返納、ちょっと待て

私が著書などで必ずと言っていいほどいつもご高齢の方に伝えているのは、「高齢を理由に自動車の運転免許証を返納する必要はありませんよ」ということです。

テレビのニュースやワイドショーは、「また、高齢者ドライバーによる重大な事故が起こりました」という報道のしかたをします。このような報道ばかり観ている視聴者は「認知機能が低下している高齢者が運転操作を誤って人を傷つける事故を多発している」と思い込んでいます。しかし、実際は違います。「交通事故の発生状況」（警察庁交通局、２０１９年）を見ると、16歳から19歳の若者による交通事故のほうが高齢者によるものより多いのです。

運転免許証を返納したら家に閉じこもり、脳と体の機能はどんどん低下して認知症や要介護へ一直線です。大事なのはいつまでも安全に運転できるように、脳によい生活を送り、免許更新時の認知機能検査に備えて対策ドリルなどで練習することです。あと、服用している薬による意識障害で交通事故を起こす例も少なくありません。飲んでいる薬の見直しも重要です。

つ

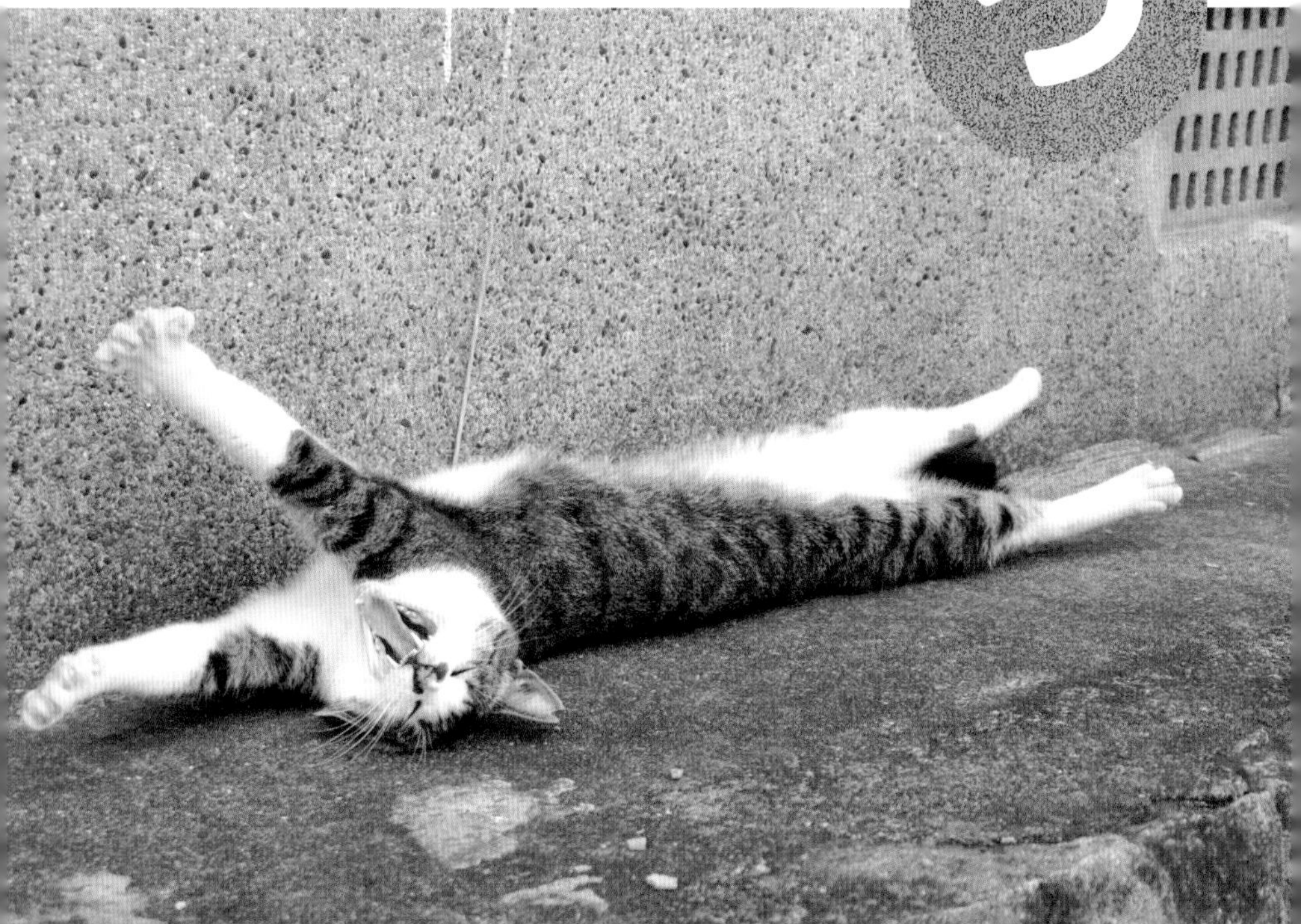

続かないがまんより「そこそこ」を目指す

健康・長生きのために年をとってからお酒もタバコもやめました、という方がいますが、がまんするストレスのほうがかえって体に悪いこともあります。

大事なのは「そこそこ」にすることです。

たとえば何十年もお酒を飲んできても病気にならずに元気でおられるなら、今後も多少のお酒を飲んでも病気にならない可能性は高いです。確かに高齢になると代謝機能が衰え、若い時より体の負担になります。肝臓でのアルコールの分解能力も低下していますので、量を減らす、水を一緒に飲むようにする、脂っこいつまみと一緒に飲まないなどの注意が必要です。

あとは、嫌なことや悲しいことがあった時にひとりでうちで飲むという習慣は持たないことです。老人性うつ病やアルコール依存症になるリスクが高まります。

一般にビールなら中ビン1本、日本酒なら1合であれば、ほとんど肝臓や脳に負担がないとされていますので、高齢者はその程度の量にするのが賢明です。続かないがまんより、そこそこでやめることを心がけましょう。

ね

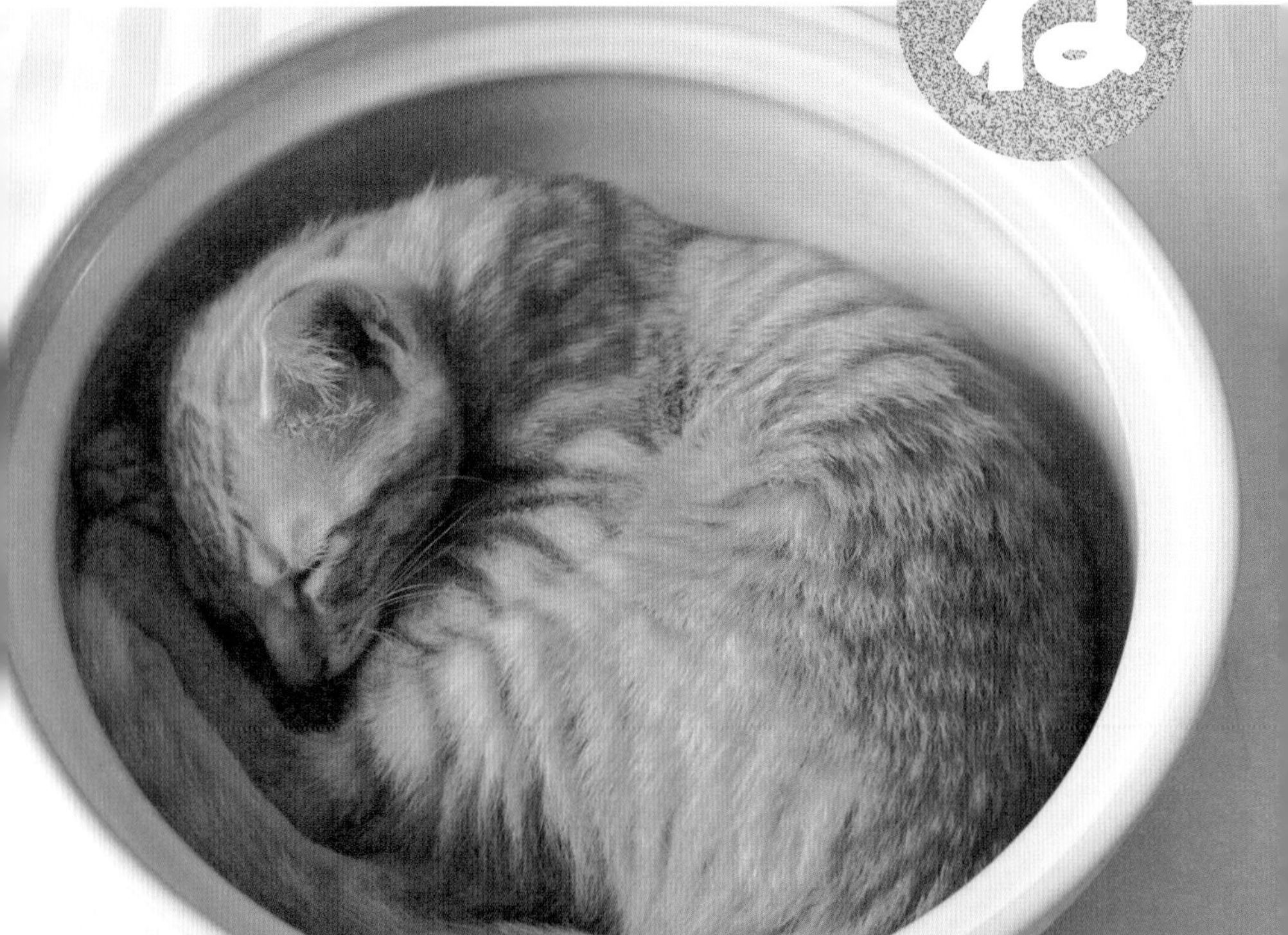

「ねば・ねば」思考をやめる

高齢になると若い時と同じようには気力や体力はついてこなくなります。「これだけは今日中にやらなければ」とがんばりすぎて、次の日は疲れはてて結局一日寝込んでしまった、という記憶はないでしょうか。

会社勤めの時のくせでスケジュールを立てて行動するのが習慣になっている方がいますが、定年後は今日の気分で過ごせばいいのです。それが健康のヒケツです。

早起きができなければ朝のゴミ出しを1回パスしてもかまわないし、疲れた日は夜にお風呂に入らずに寝て次の日のお昼に入ってもいいのです。どちらも他人に迷惑をかけることでもありません。

真面目な人ほど、年をとるにつれて「みんなと同じことをせねばならない」「常識は守らねばならない」と「ねば・ねば」思考にとらわれがちです。

「まあ、たまにはいいか」と思うことで、とても自由な気持ちになります。

自分を追い詰めず、「ここまでやれば十分」と予定を変更する柔軟さも、健康に過ごすためには大事なのです。

な

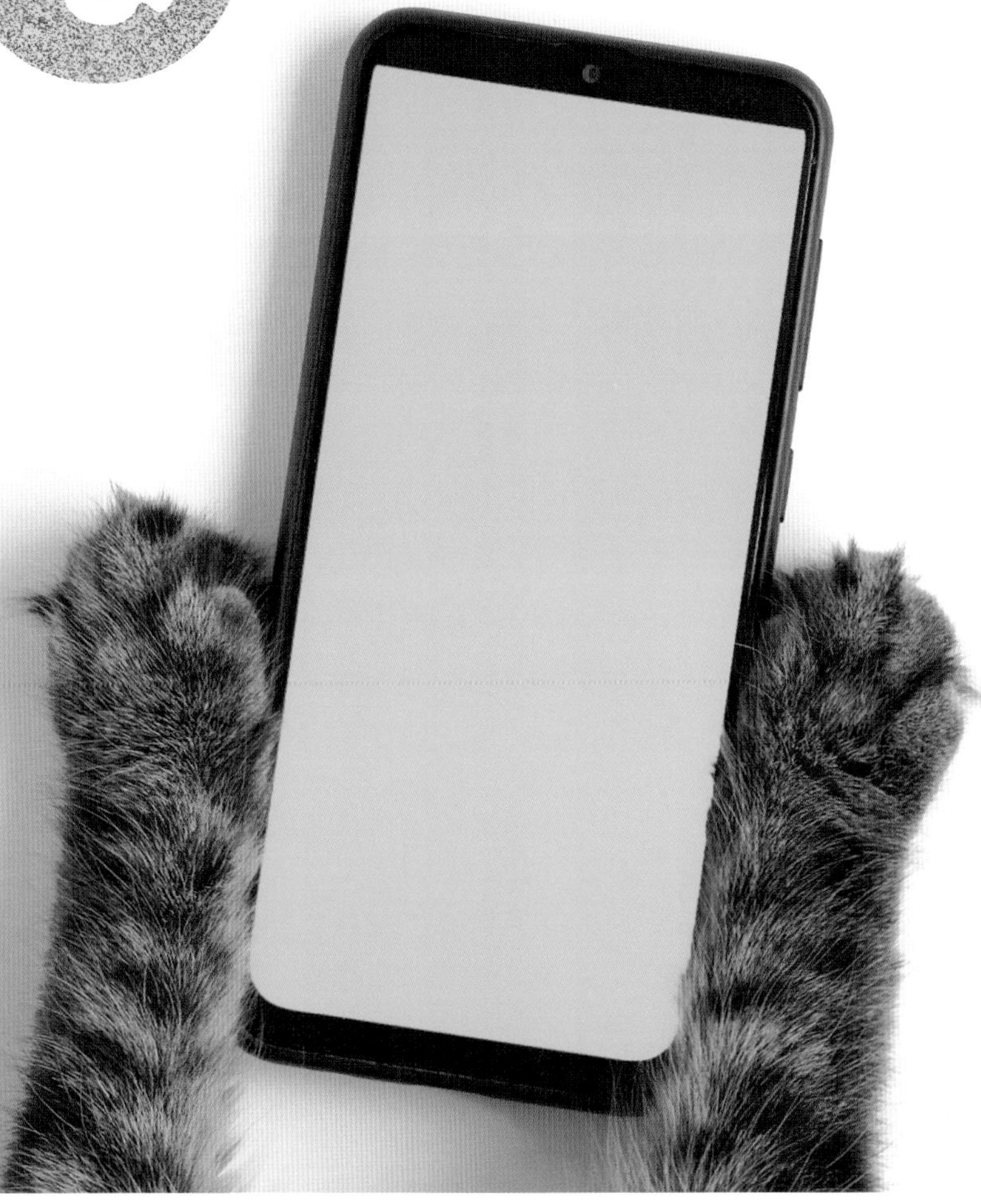

長電話でおしゃべりをする

昨年、『徹子の部屋』（テレビ朝日系列）に出演させていただき、その時に黒柳徹子さんにプライベートで楽しみにされていることは何かを伺ってみました。答えは「人とのおしゃべりと買い物と読書」でした。ご友人などに直接会えない時には長電話をなさるということを伺い、「これが徹子さんがいつまでも元気で現役で活躍されているヒケツなのだな」と思いました。

人と交流することは、いつまでも若々しくいるために大事なことです。コロナ禍は直接会って話すことが制限された時期でしたがＺＯＯＭ（ズーム）やライン通話というオンライン通信が浸透しました。直接会えない友人とは電話やテレビ電話（ビデオ通話）がおすすめです。かけ放題プランやライン電話を利用すれば、昔ほど長電話での電話代も気にせずに話せます。

話すことで口腔の運動にもなり、高齢者が特に気をつけたい誤嚥性肺炎の予防にもつながります。相手の言葉を聞いて適切な言葉で受け答えをすることは脳の前頭葉へのよい刺激になり、孤立を防ぎます。

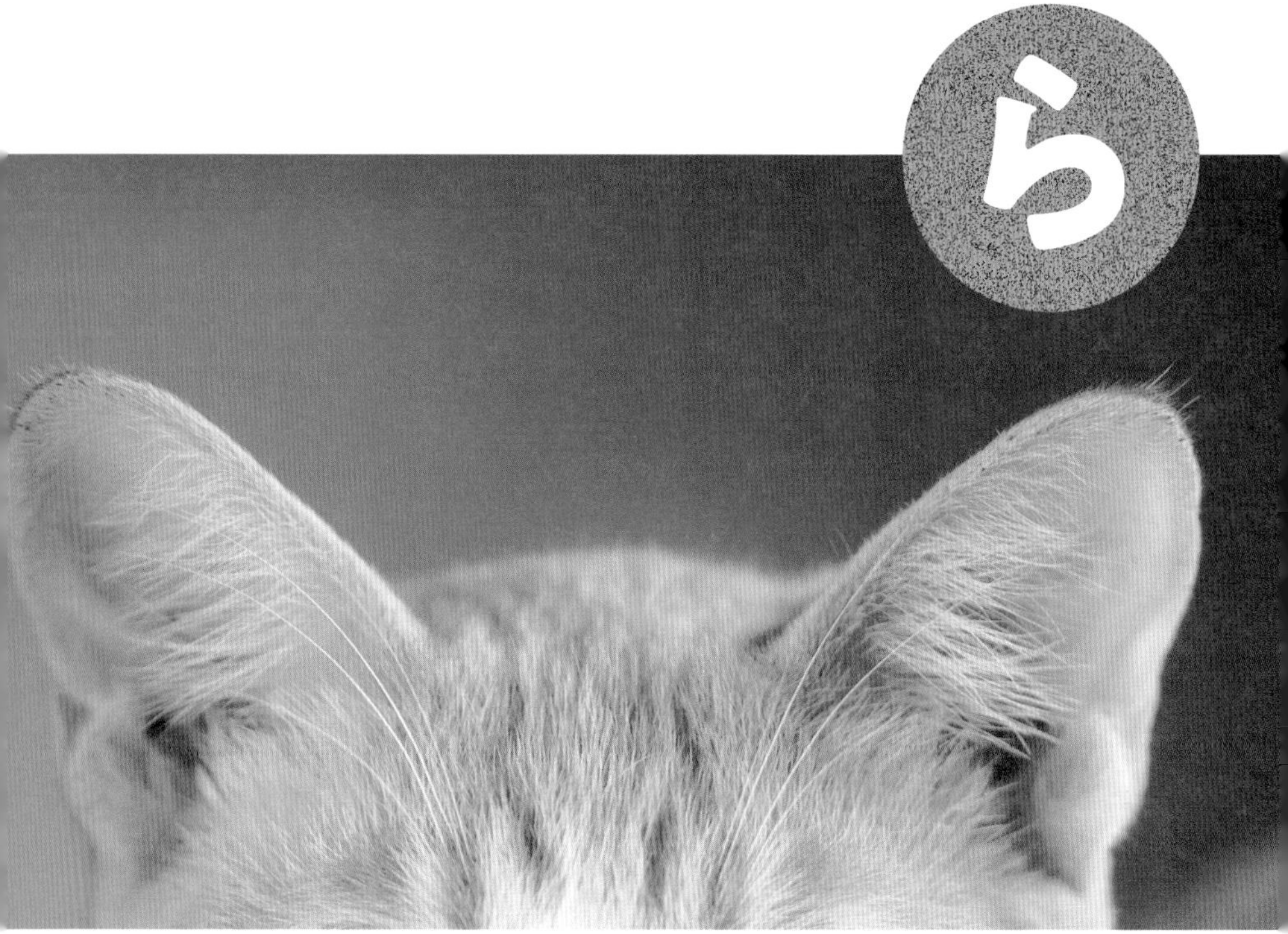
ら

ラジオは高齢者の活躍&憩いの場

ラジオはテレビと違って、脳を活性化するメディアです。

今のテレビはテロップによって短い言葉を画像にのせて見せるので、視聴者は刺激を受け取るばかりです。ぼんやりと見ているうちにテレビ制作者に押し付けられた意見を視聴者があたかも自分の意見のように誤解するような手法がとられているので、私はテレビを観ることをおすすめしません。

そして、テレビを観ることの代わりにラジオを聴くことをおすすめします。

注意深く自分の記憶も補いながら話を聞くというのは脳によい刺激を与えます。音声でしか情報を伝えられないので、パーソナリティの説明もテレビより丁寧で視覚による誤解もなく、かえってわかりやすいです。

また、ラジオのパーソナリティにはご高齢の方が少なくありません。森本毅郎さん、浜村淳さん、小林克也さんなど80代の方も活躍していますので、同世代の方は話題に共感できることが多いと思います。若い頃を思い出して、好きな番組にはがきやメールでメッセージを送ってみても楽しいかと思います。

む

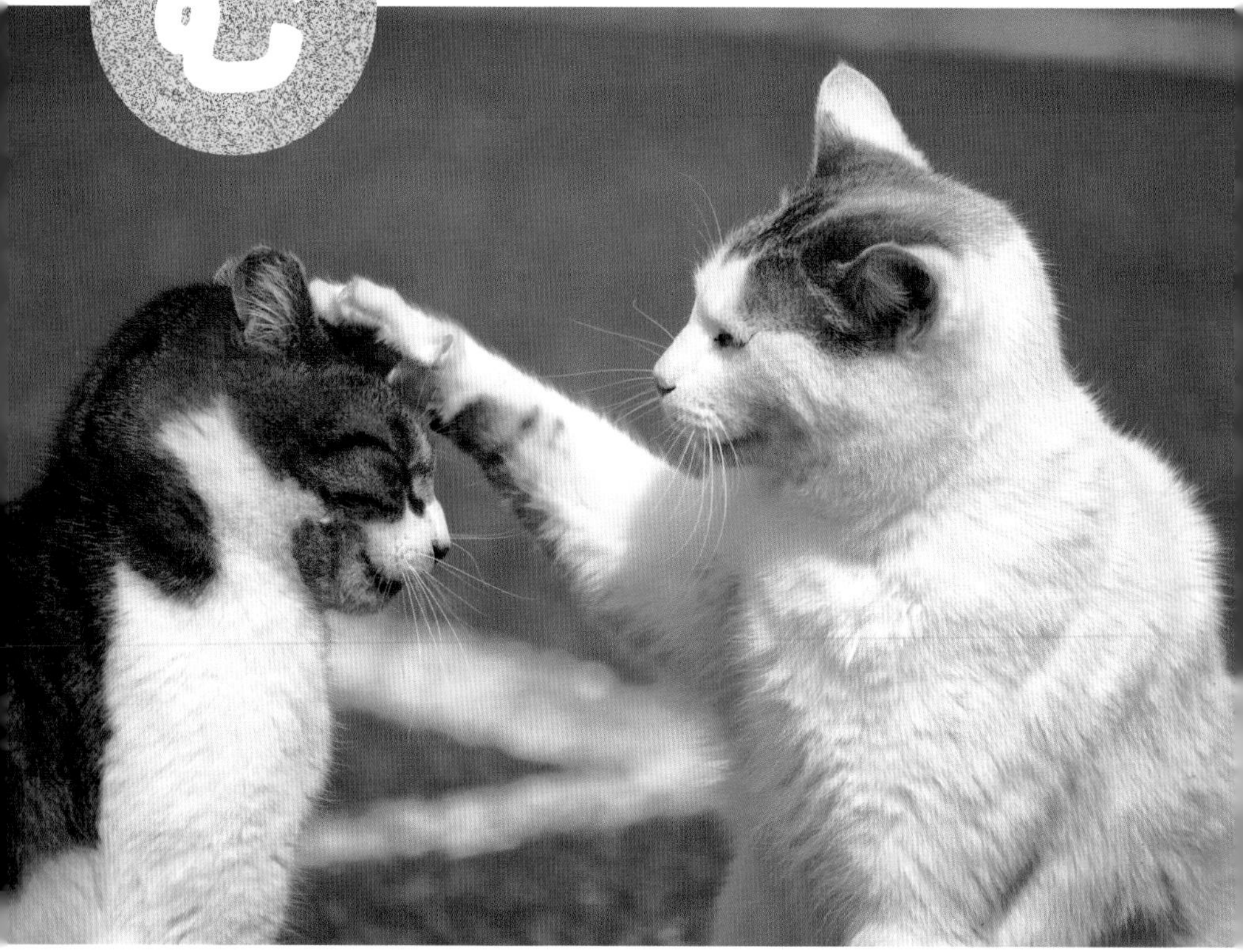

虫の好かない人とは距離をおく

ストレスになる人付き合いはきっぱりやめることをおすすめします。会社勤めや子どもの保護者の付き合いなど、断てない関係で今までずいぶんがまんをしたことがあったと思います。

定年後や子どもが独立した後の生活のよさは「気の合わない人とは付き合わなくても生きていけること」です。話をしていて楽しい人、学びを与えてくれる人とだけ付き合えばいいのです。若い人でも共通の話題があれば友達になれます。今は、インターネットを通じて共通の趣味の人を探すこともできます。

「苦手な人とは挨拶程度の付き合い」が程よい距離。人間関係で思い悩んでうつ病になったら、これからの人生がつらいものになります。私は高齢者が予防すべきは認知症よりうつ病だと考えています。

高齢になると前頭葉が萎縮して融通が利かなくなってきますので、ささいなことがトラブルに発展する場合も少なくありません。

一日一日を楽しい気持ちで過ごすことを優先させましょう。

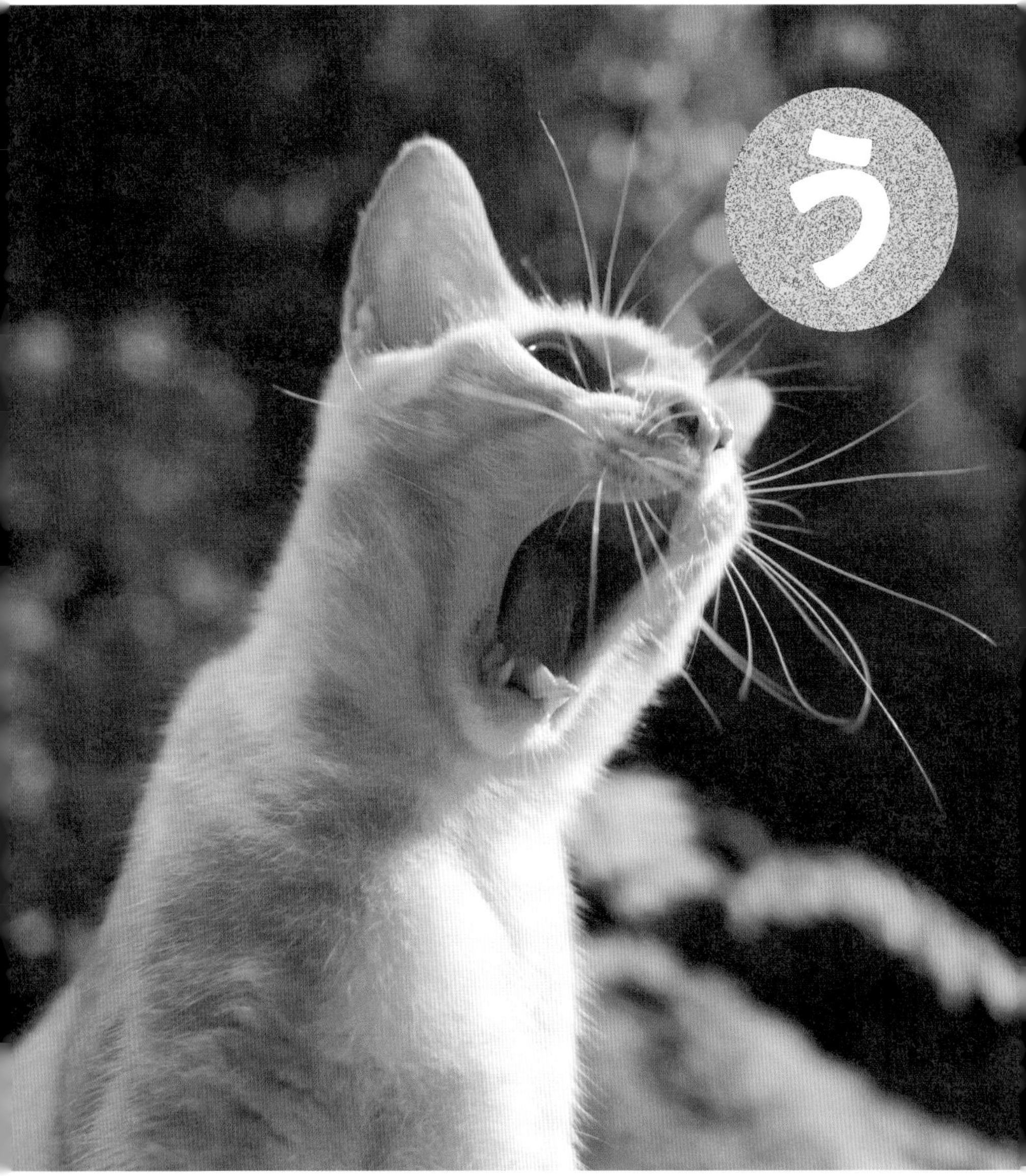
う

歌を歌って乙女・少年に戻る

楽しい時に楽しい歌を歌うとより楽しくなり、悲しい時に楽しい歌を歌うことで気持ちが上向いたりすることもあります。失恋した時に思いきり感情をのせて悲しい歌を歌っているうちに気持ちがスッキリしたという経験はないでしょうか。

大きな声で歌い大きく息を吸ったり吐いたりすることで脳にたくさんの酸素が運ばれ、脳は活性化されます。また、口やのどの筋肉の運動になるので、嚥下機能も高まります。懐かしい歌を歌うことで、忘れていた昔のことを思い出すことも脳への刺激になります。

さらによいのは、親しい友人や家族と一緒にカラオケなどに行って、その歌にまつわる思い出を互いに話し、共感し合うことです。掃除や料理をしながら歌い、2つのことを同時にするのも脳の活性化になります。

最近は、音楽配信サービスの定額制配信の普及などで気軽に昔流行った曲が聴けることもあり、若者に昭和歌謡が人気だそうです。このようなサービスを利用すれば、CDを買わなくてもいろいろな懐かしい曲が聴けます。

ゐ

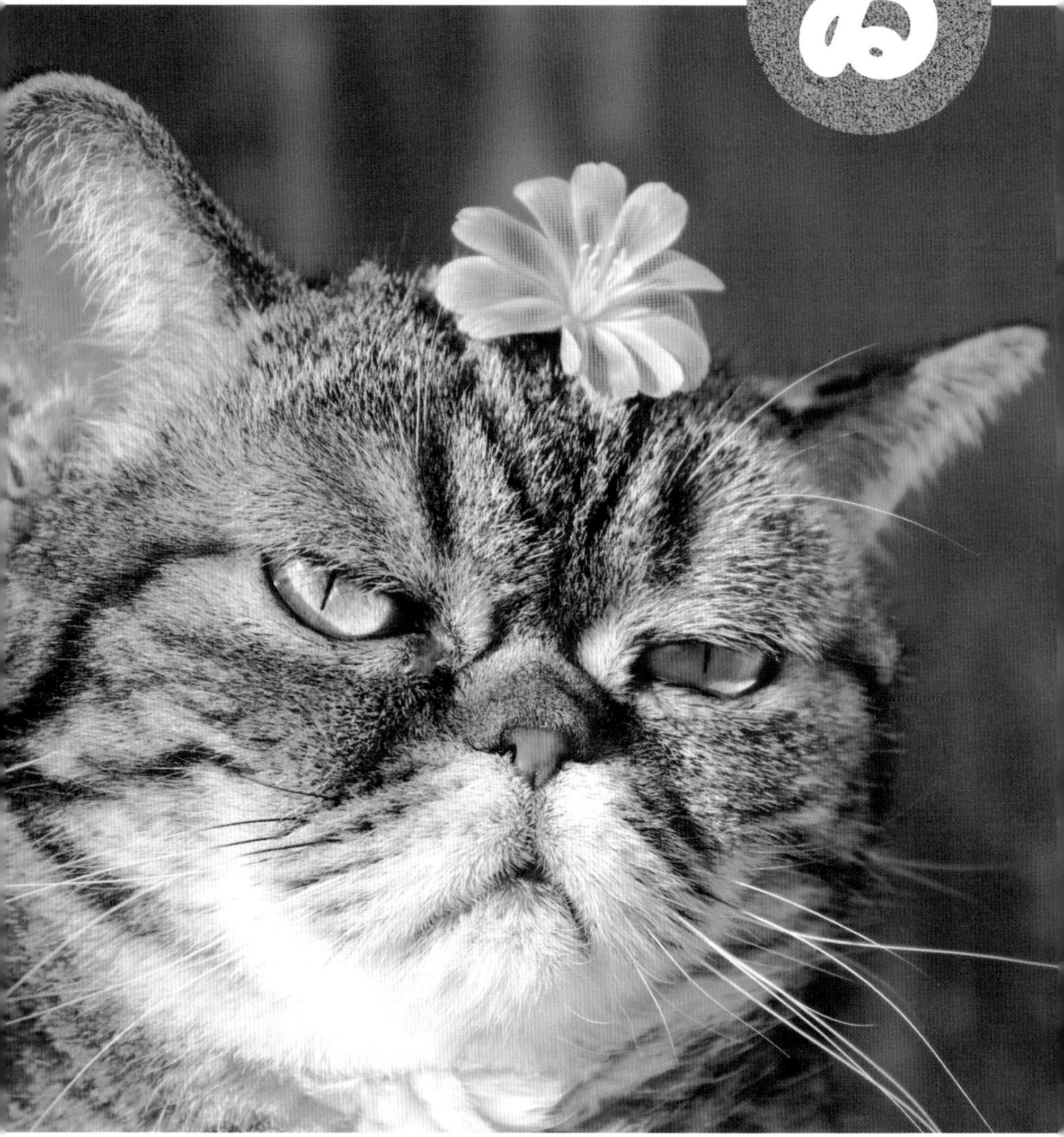

1輪でも季節の花を飾る

季節を感じながら生活するのは、四季のある日本で暮らす人にとって、とても大切なことだと思います。

旬の野菜を食事に採り入れ、目で見て、舌で味わうことは脳の前頭葉への刺激になります。また、季節の花を見ることは心を晴れやかにします。1輪でも、お花屋さんで買った花やベランダで育てている花を部屋に飾ってみましょう。

認知機能が低下すると、時間、曜日の感覚だけでなく季節を感じる感覚も鈍くなってきます。春なのに冬物のセーターを着ていたり、秋が深まっても夏物を重ね着していたりするのは見当識障害という認知症の症状の可能性があります。逆に、常に季節を感じて生活することは認知症予防にもなるのです。

さらにおすすめは、ベランダや庭で花や野菜を自分で育てることです。太陽の光を浴びるとセロトニンという幸せな気分になる脳内物質の分泌が促されますし、しゃがんでの作業は足腰の運動になります。育てた花や野菜を親しい人におすそ分けするとコミュニケーションにもなります。

の

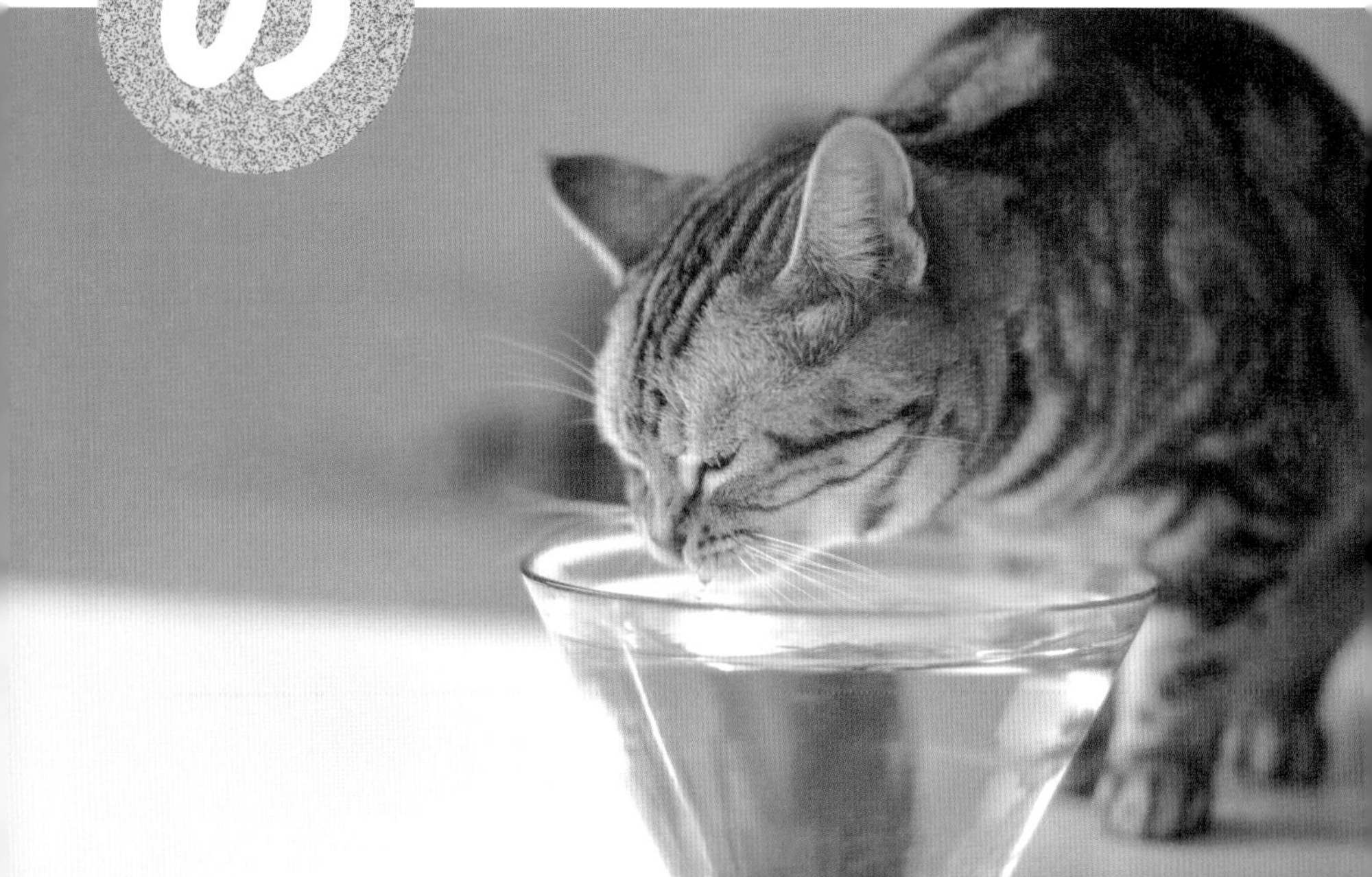

のどが渇かなくてもこまめに水分補給

夏場の脱水症状による熱中症対策は、最近では皆さんが気をつけてするようになってきましたが、冬場も乾燥から脱水症状になりやすいことはあまり知られていないようです。一年を通して、のどが渇かなくても水分補給をこまめにしましょう。

加齢によって温度感覚が鈍くなり、体温調節機能や腎機能も低下してきます。食事量が減って食事からの水分摂取が減っている、血圧の薬の利尿作用や下痢などで水分不足になっているという場合もあり得ます。脱水症状が進行すると、電解質異常や脳梗塞や心筋梗塞のリスクが高まります。

水分補給は便秘予防になり、腸の活性化にもつながります。腸は「第二の脳」とも呼ばれ、脳と腸は自律神経系やホルモンなどを介して密に関連していますので、整腸は脳によいのです。水はいつもそばに置いて、食事以外に飲料水として1～1・5リットルを目安にとりましょう。

トイレの回数を気にして水分摂取を控えることはやめましょう。今はオムツも進化しています。必要であればはくのをためらわずに活用しましょう。

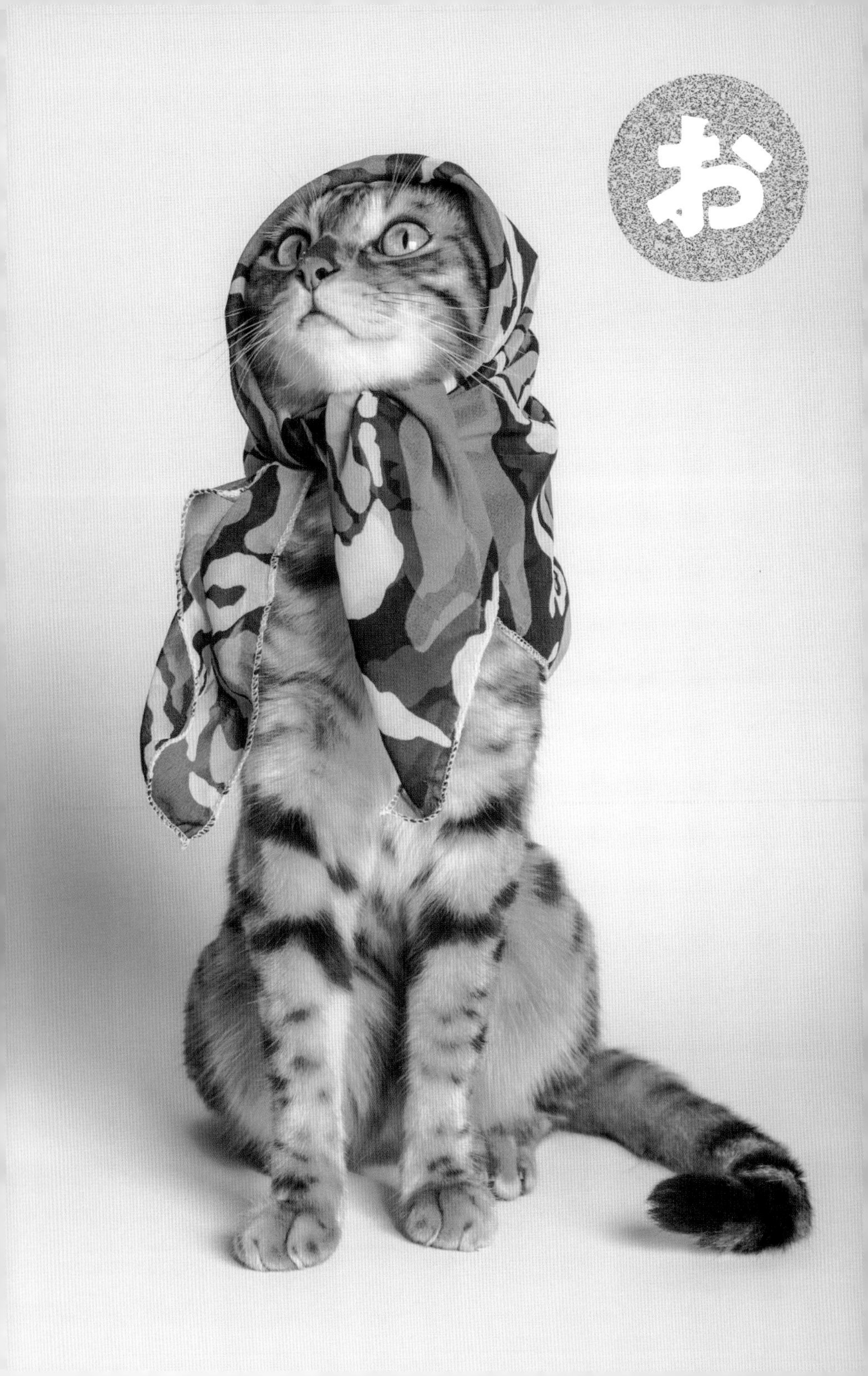
お

おしゃれは自分のために

私は常日頃から、高齢者が最も心がけるべきは「感情の老化予防」だと伝えています。感情が老化すると意欲がなくなり、気持ちの切り替えもうまくできなくなって、どんどん全身の老化が進んでいきます。

この感情の老化予防によいのが「おしゃれ」です。なにも高価な服を買う必要はありません。自分のお気に入りの服を着て近所のカフェに行くのも立派なオシャレさんです。身だしなみを整えてシンプルでも清潔なものを身につければ、すがすがしい気持ちになります。「散歩にでも出かけてみようか」という気持ちにもなり、日光に当たってセロトニンが体内で増加すればうつ病や不眠の予防にもなって一石二鳥です。

似合わないと思ってきた形の服をお店で試着してみることで、新しい発見があるかもしれません。「ちょっと派手かな?」という鮮やかな色の服などを着て、ドキドキしながら街を歩くことも脳活になります。

女優の中尾ミエさんや草笛光子さんのようなグレーヘアを活かす髪型もシニアにしかできないオシャレで、若者が見てもカッコイイはずです。

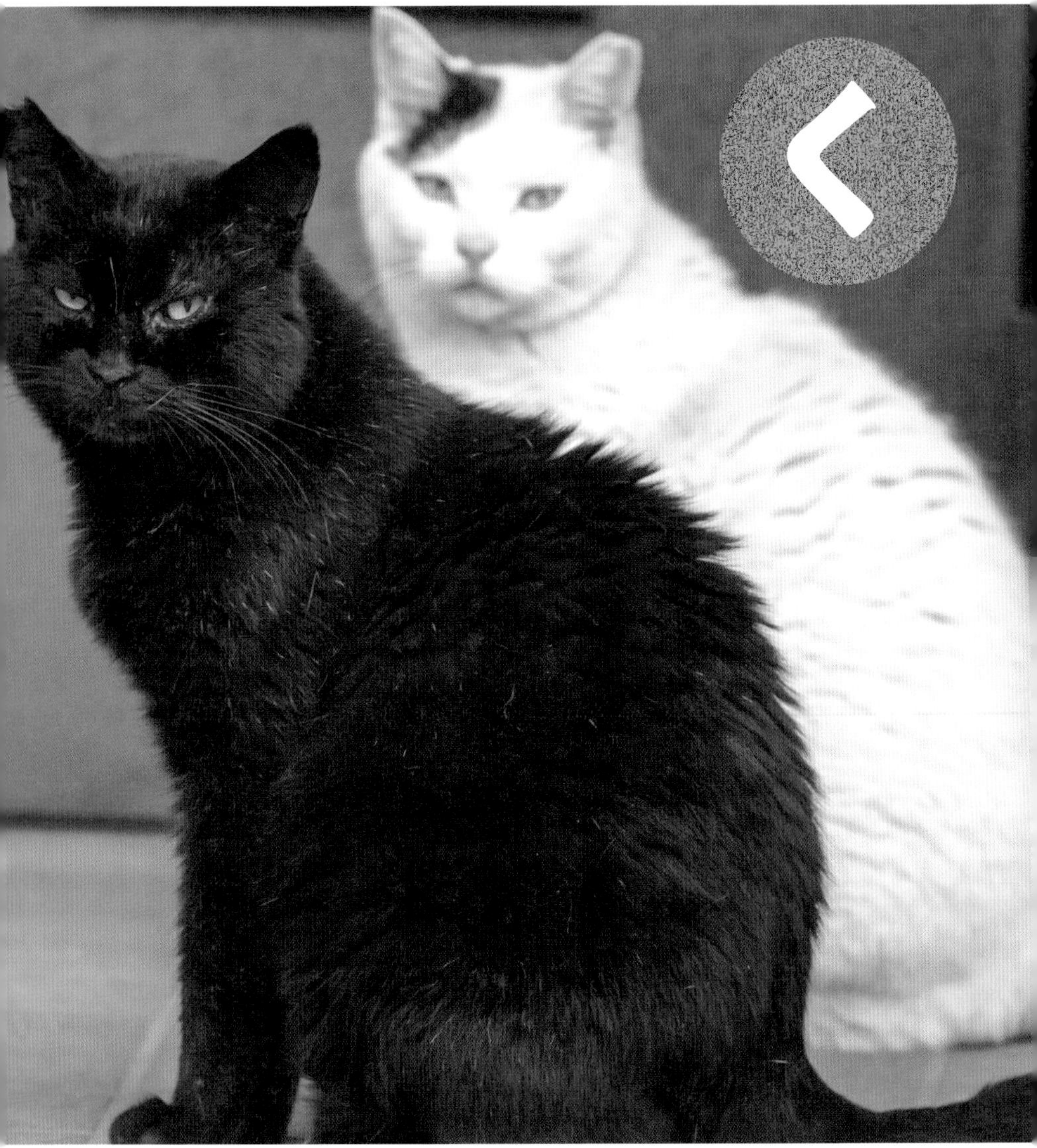
く

グレーを白と黒の間に置く

最近、「キャンセル・カルチャー」という言葉をよく目にするようになりました。英語の『Cancel（取り消し）』と『Culture（文化）』を合わせた新しい言葉です。意味は、個人・企業の発言・行動を問題視し、元々は人気のあったものを主にツイッターなどのＳＮＳを使って糾弾・排除しようとすることです。

「売れっ子で偉そうにしていたけど不倫をするなんてあいつは実に悪人だ」などと決めつけるこうした風潮は、テレビ番組によく見られます。テレビのコメンテーターの意見は、どの放送局でも一緒です。このように「敵か味方か」「善か悪か」の二分割思考ですべてを判断する思考のくせがつくと危険です。

ちょっと自分と違う意見をした人に対して「裏切った」と感じて怒りを覚え、ストレスを抱えてどんどん孤独になっていきます。

曖昧なものを曖昧なままで受け止められる人は認知的成熟度が高い人です。「ここは気が合うところだけど、ここは私とは違うところだな」と思うところで止める練習をしてみましょう。１００パーセント意見が合う人などまずいないのですから。

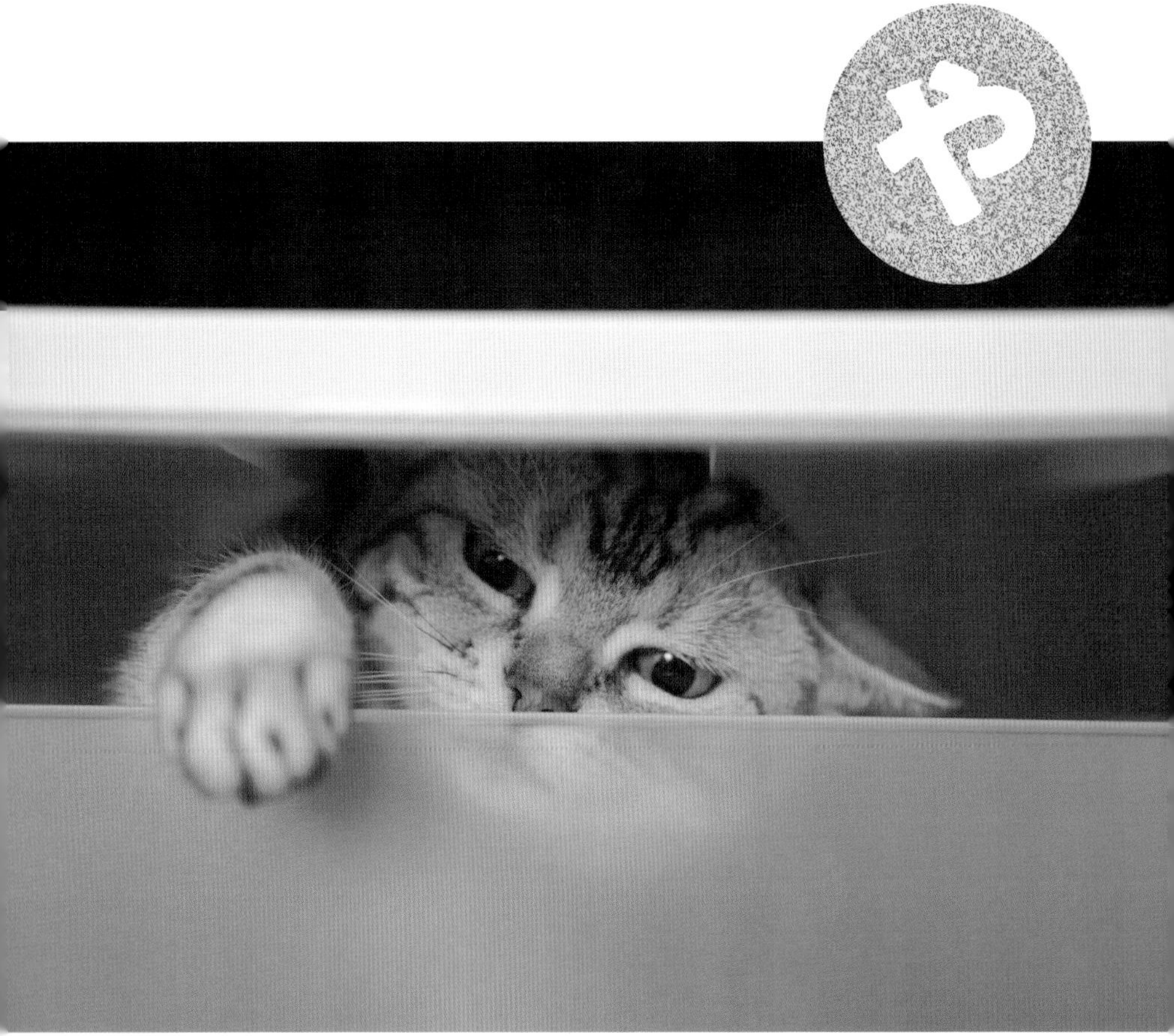
や

やりたいことがある人はいつまでも若い

「定年したらゴルフ三昧な日々を送りたい」「子どもが独り立ちしたら、友達と温泉旅行がしたい」「幼い頃習わせてもらえなかったピアノのレッスンを受けてみたい」など、壮年期に夢見ていたことの1つや2つ、誰にでもあるのではないでしょうか。

やりたいことをやって充実感を得ている人は、ハツラツとしていつまでも若々しくいられます。

たとえば、定年前までは企業に勤めて年収1000万円以上もらっていた男性が、ずっとものを書く仕事に憧れを持っていて、定年後に地元のミニコミ誌の出来高払い制のライターの仕事に就いたとします。収入は年間200万円ぐらいにしかならないかもしれません。でも、その男性が200万円の仕事で得られる達成感は現役時代に得ていた達成感にひけをとらないどころか、それ以上かもしれません。

壮年期ほどの上達は見込めなくても楽しければいい、という気持ちでやりたかった趣味のものを始めるのもよいでしょう。若い人と競う必要はないのです。「今日はここまでできた！　よくやった、私！」という満足が幸福感をもたらします。

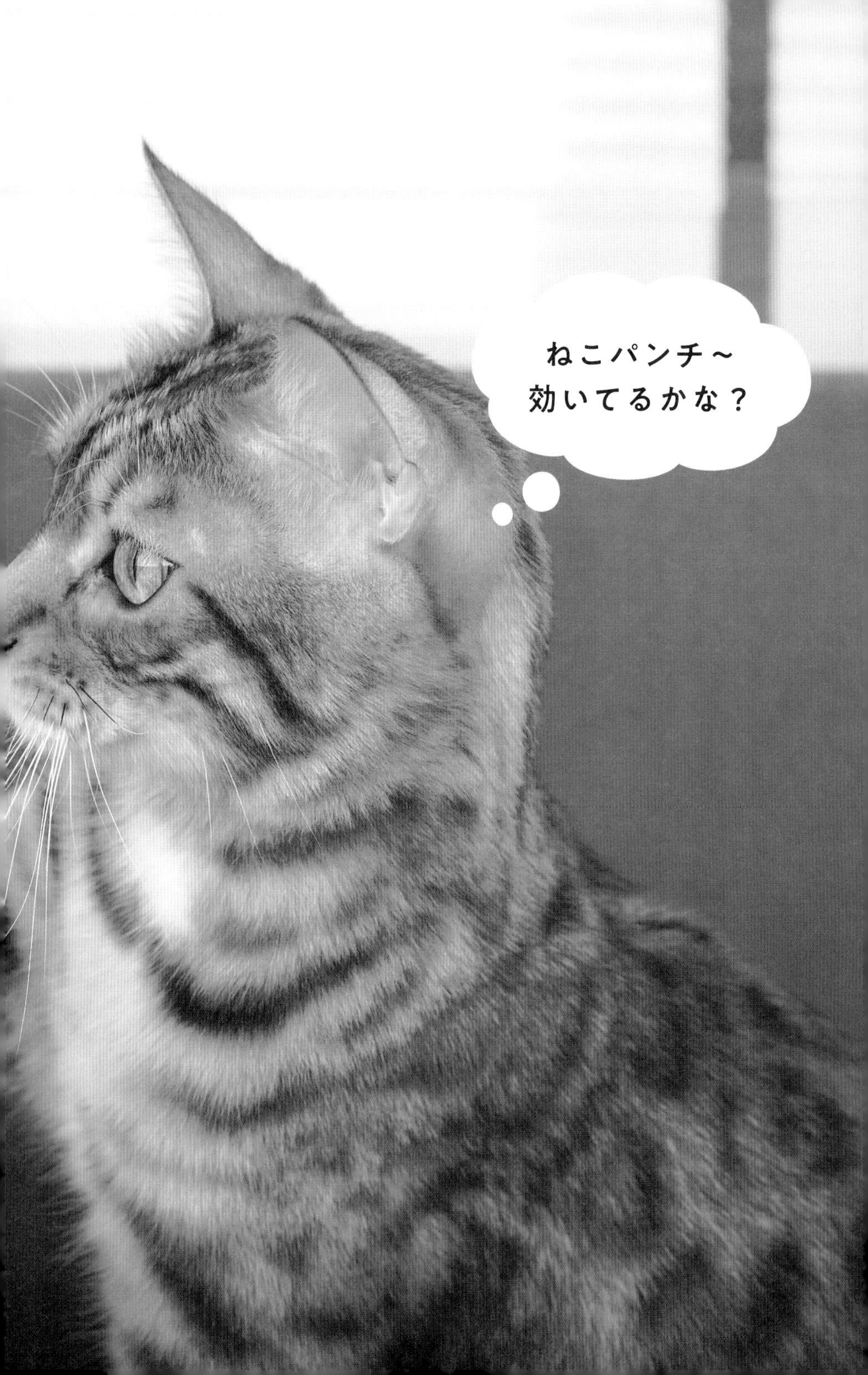
ねこパンチ～
効いてるかな？

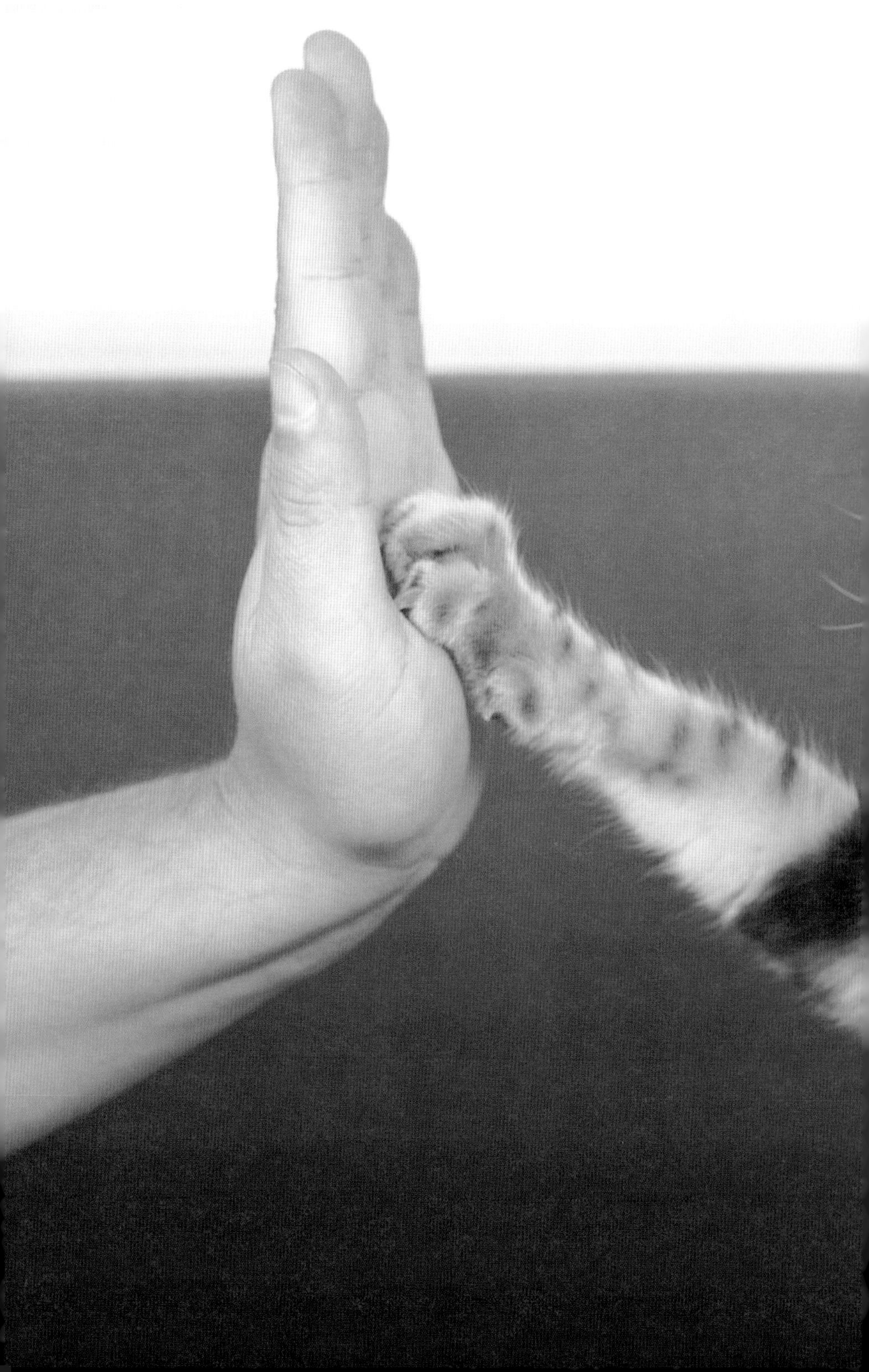

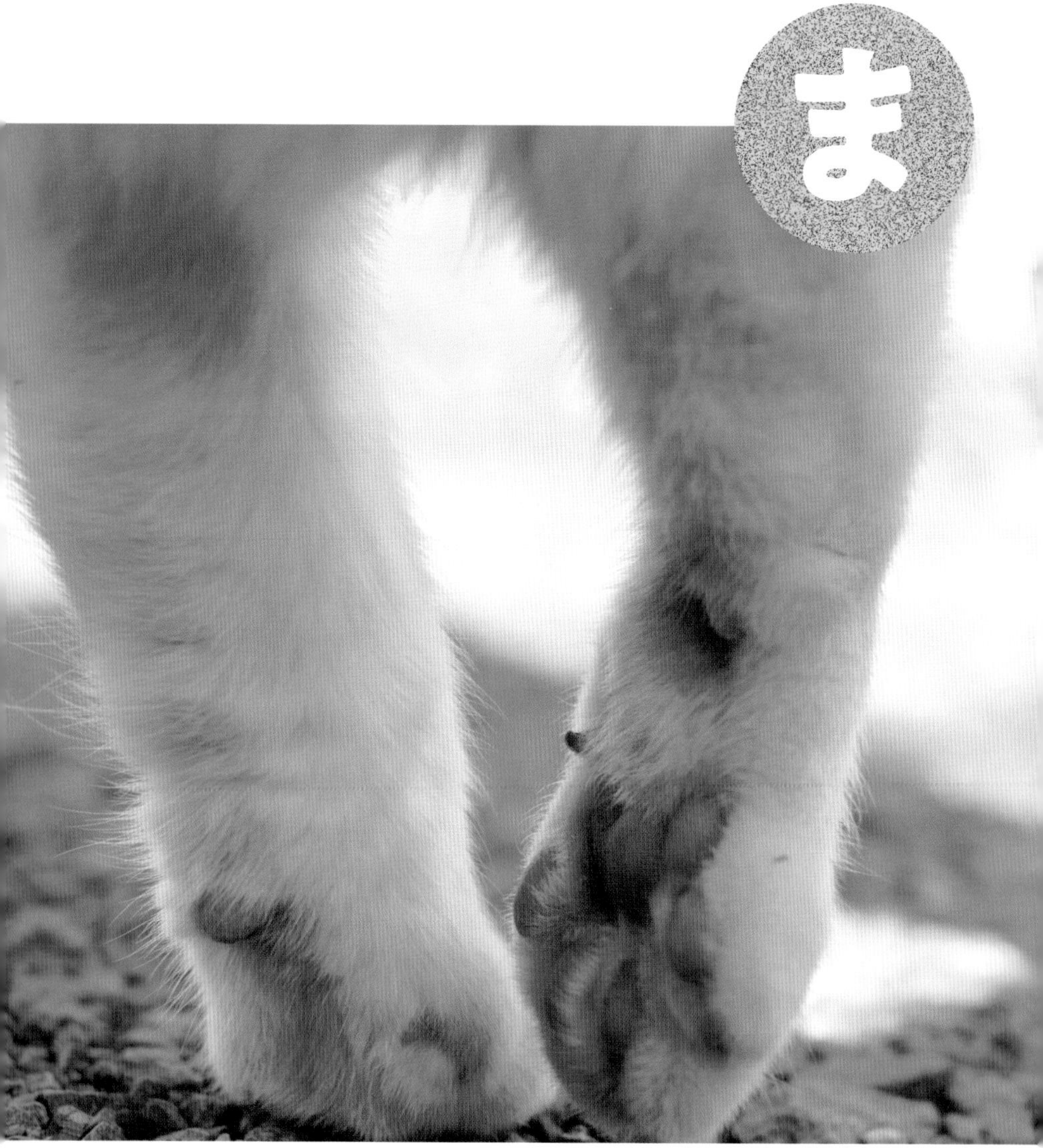
ま

毎日約20分のウォーキング

お金をかけず、気軽に始められる体力づくりはウォーキング、つまり歩くことです。ウォーキングは1回約20分、何回かに分けて、1日の歩数目標は65～74歳で7000歩以上、75歳以上で5000歩以上が目安です。

ウォーキングは途中で休んでもかまいませんので、ちょっと大股で少し息が弾んで汗ばむぐらいのペースがよいとされています。心肺機能や筋力の維持のほか、骨粗しょう症予防にも効果があるといわれています。運動するとおなかが減って食事が美味しくとれるようにもなります。

体がつらい日はサボることも大事です。「健康のためにかならず毎日やらないといけない」と思って行うとストレスがたまってかえって逆効果になります。

すれ違う散歩の犬、公園で遊ぶ子どもの声、風の暖かさや冷たさ、商店街から漂ってくる揚げ物の匂い。これらはすべて脳への刺激になります。五感を働かせながらウォーキングを楽しみましょう。気の合う仲間と会話しながら行うのもいいですね。

たまには違うコースを違う時間に歩いてみることもおすすめです。

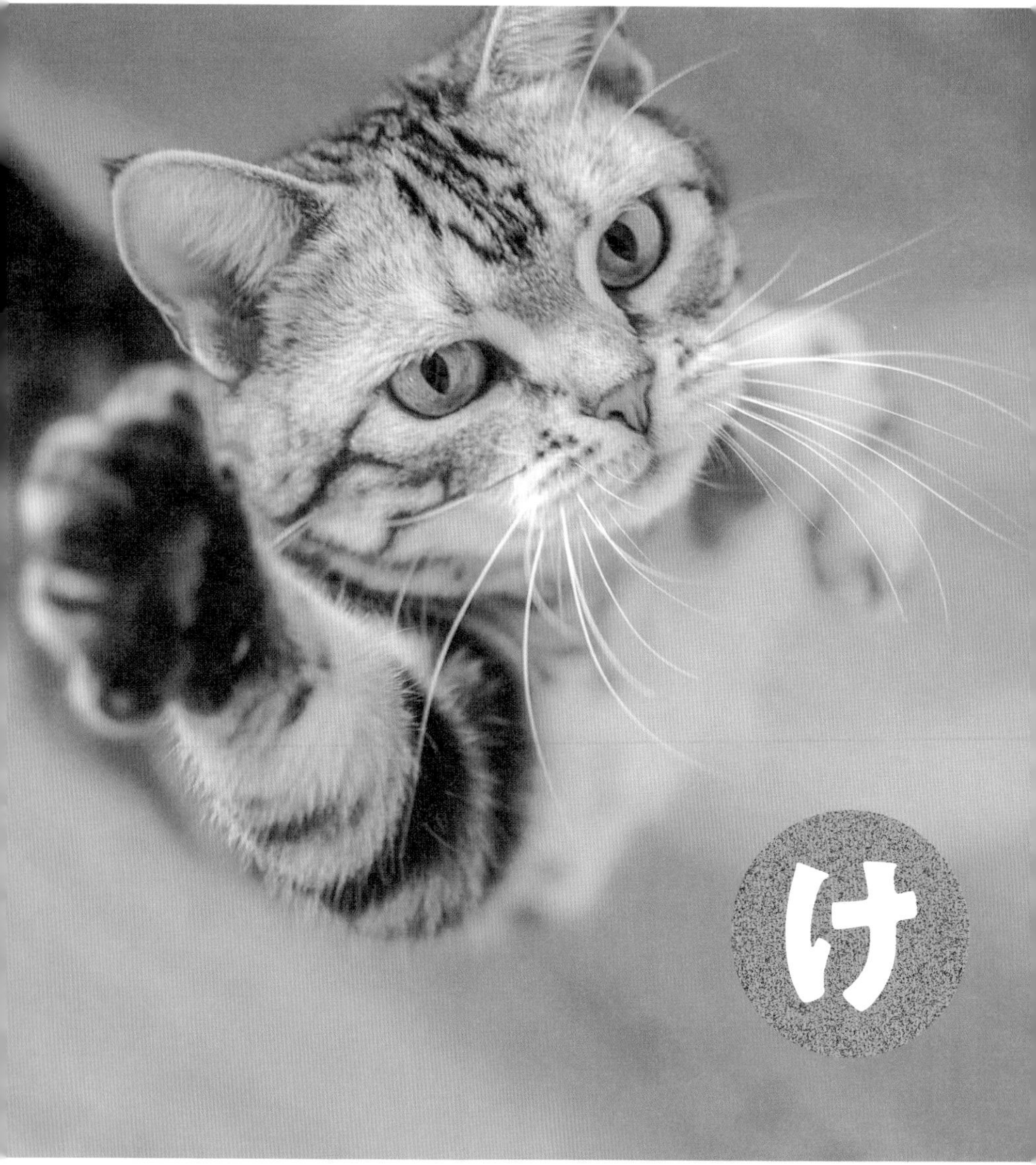
け

健康に自信があっても無理はしない

健康寿命を長くできるかどうかは、「筋肉量が維持されていること」「筋肉がよく動くこと」にかかっていると言っても過言ではありません。

こうお伝えすると、「明日からジムに行って筋肉を鍛えます！」とおっしゃる方がいらっしゃいます。でも、筋肉モリモリになる必要はないのです。

生活に必要な「立つ」「歩く」「座る」ための足腰の筋肉、食べ物を噛んで飲み込むための口やのどの筋肉など、日常生活を自立して行えるだけの筋肉が維持できればよいのです。高齢者は今残存している能力を維持することを目標にすべきです。今できることが5年後、10年後にもできることを目指しましょう。

負荷をかける筋トレをして、筋肉や関節の痛みをがまんしてがんばりすぎると逆効果です。散歩やウォーキングで十分なトレーニングになります。

無理な筋トレよりも、タンパク質をしっかりとって、筋肉量を増やすことに目を向けましょう。量をあまり食べられない方は、食事に加えてプロテインでタンパク質を補うこともよいでしょう。

ふ

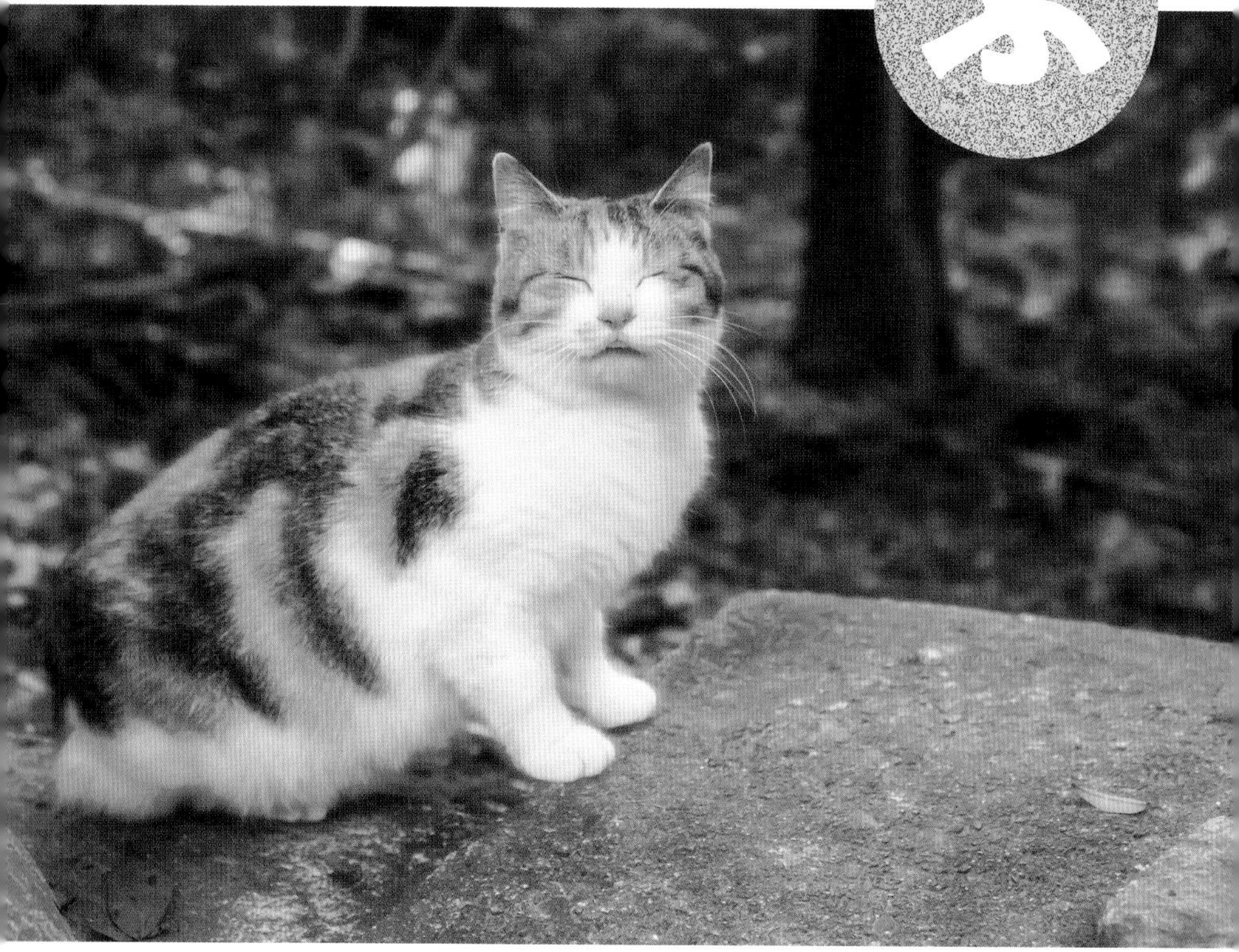

郵便はがき

料金受取人払郵便

牛込局承認

9026

差出有効期間
2025年8月
19日まで
切手はいりません

162-8790

東京都新宿区矢来町114番地
神楽坂高橋ビル5F

株式会社ビジネス社

愛読者係 行

ご住所 〒 TEL:　　(　　)　　FAX:　　(　　)			
フリガナ お名前		年齢	性別 男・女
ご職業	メールアドレスまたはFAX メールまたはFAXによる新刊案内をご希望の方は、ご記入下さい。		
お買い上げ日・書店名 年　月　日	市区 町村		書店

ご購読ありがとうございました。今後の出版企画の参考に
致したいと存じますので、ぜひご意見をお聞かせください。

書籍名

お買い求めの動機

1　書店で見て　　2　新聞広告（紙名　　　　　　　　　）
3　書評・新刊紹介（掲載紙名　　　　　　　　　　　　　）
4　知人・同僚のすすめ　　5　上司、先生のすすめ　　6　その他

本書の装幀（カバー），デザインなどに関するご感想

1　洒落ていた　　2　めだっていた　　3　タイトルがよい
4　まあまあ　　5　よくない　　6　その他(　　　　　　　　　)

本書の定価についてご意見をお聞かせください

1　高い　　2　安い　　3　手ごろ　　4　その他(　　　　　　　　)

本書についてご意見をお聞かせください

ˊんな出版をご希望ですか（著者、テーマなど）

ブスッとせずにニッコリ過ごす

いつも不満顔でブスッとしていると気持ちは晴れず、周りの人にも「機嫌悪そうだから近づかないようにしよう」と思われて孤独になっていきます。

一方で、いつも少し微笑んだような優しい表情の人には親近感を覚えて、話しかけてみようと思うものです。そして笑顔をつくることで「楽しい気持ち」になってくるという逆の作用もあります。

福島県立医科大学疫学講座の大平哲也教授の研究によると、普段笑っている人と笑っていない人を比べると、笑っていない人のほうが認知機能が低下しやすい傾向にあるそうです。

年とともに笑うことは減っていきます。加齢に伴い、「箸が転んでもおかしい」というわけにはいかなくなってくるのです。大笑いするほどおかしいことがなくても、「今日はいい天気だな」「このケーキ、美味しいな」と思ったら無表情でいないでニッコリ朗らかにするように心がけてみましょう。表情に幸せな気持ちがついてくることもあります。

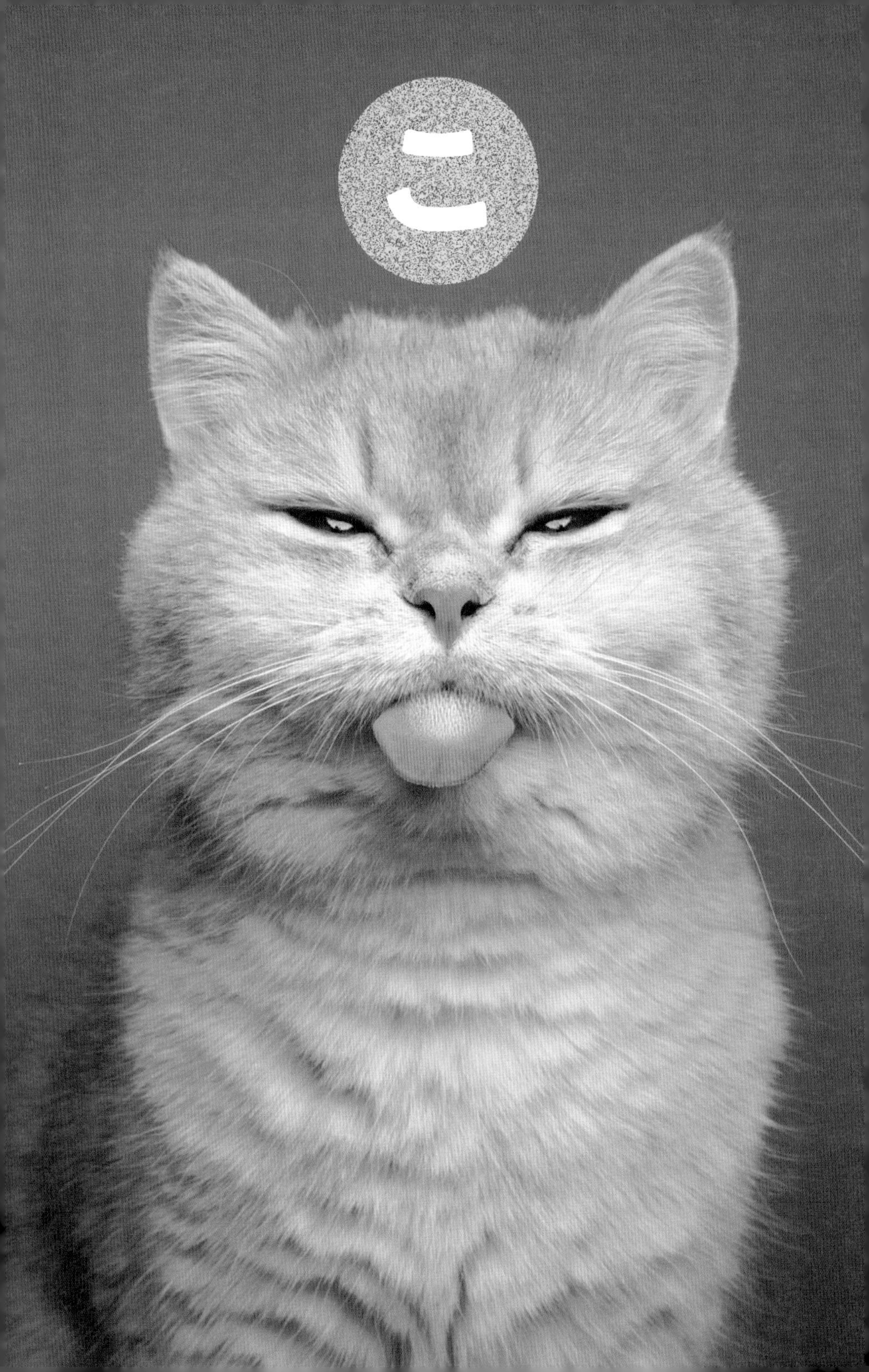
こ

ごめんなさいを素直に言う

頭が固い「頑固じいさん、頑固ばあさん」は、謝るのが苦手な人です。

加齢に伴い前頭葉の機能が低下して、自分より年下の人、経験が浅い人に対して「生意気だ」「私をなめるんじゃない」という気持ちが働きがちになります。若さがうらやましくてつい厭味を言ったり、いじわるをしたくなることもあるでしょう。それを重ねていくと、「老害」のレッテルを貼られてしまいます。

一方で若い人に「スマホの使い方を教えてもらえる？」「私の勘違いだった、ごめんなさい」「若くてうらやましい」と素直に言える人は若い証拠です。もし感情に任せて「私は間違っていない！」と強い語調で言ってしまってもその後に「年のせいか、つい意地をはりたくなることがあって、さっきは言いすぎてすまなかったね」と言えるなら、感情の老化はまだ軽いはずです。若者に媚《こび》をうって「可愛いおばあちゃん・おじいちゃん」になる必要はありません。でも、脳や体の機能が衰えると誰かに助けを借りずには生きていけなくなります。「私はひとりで野垂れ死にするからほっといてくれ」と言っても今の世の中では難しいのです。

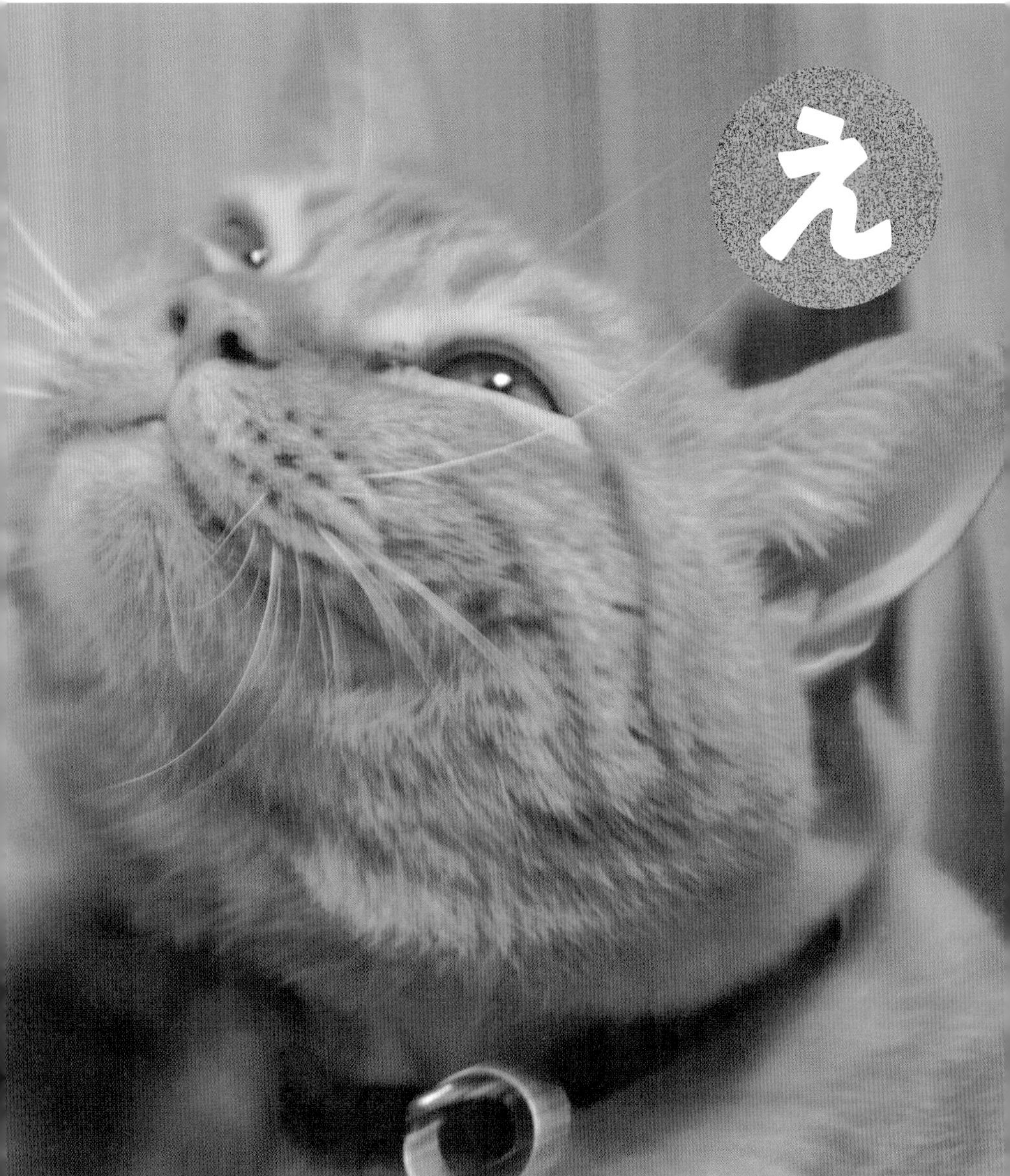
え

「えらい！」と自分をほめてあげる

最近、「自分へのご褒美に○○を買おう」というフレーズをよく耳にします。小さい頃は学校のテストの成績がよかった時や運動会で1等賞をとった時に親や先生にほめてもらい、就職したら営業成績が良いと社長賞などをもらいほめてもらったことと思います。年をとるにつれてだんだん他人にほめてもらえる機会が減ってきます。

そこで、自分で自分をほめて自己肯定感を上げていくことをおすすめします。

ポイントは他人と比べないことです。誰しも完璧な人生を歩んでいる人はいませんが、他人の人生は自分より成功しているように見えるものです。イラストレーターのみうらじゅんさんが提唱している「比較三原則」（他人・過去の自分・親の3つと今の自分を比べない）は、とてもいいと思います。

「今の自分はまんざらじゃないな」と思えたら幸せです。若い時のように「こんな自分じゃだめだ！　まだまだ高みを目指さなくては！」とがんばる必要などありません。「ここまで無事に生きてきただけでもえらい！」と、自分をほめていたわりましょう。

て

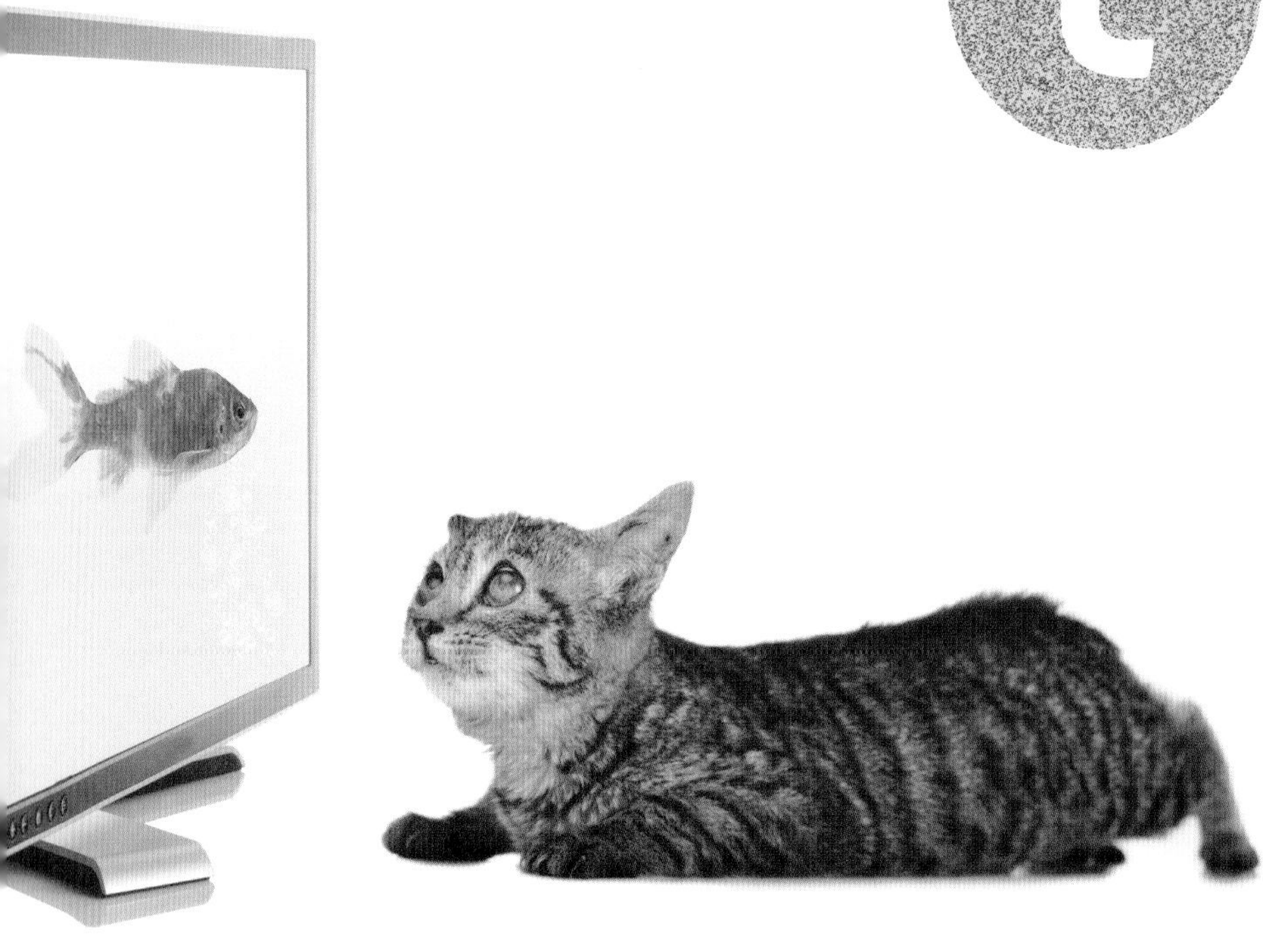

テレビを観るのは4時間まで

毎日、テレビを何時間観ていますか？

一日中テレビがつけっぱなしで、なんとなく観てしまっている人が少なくありません。オーストラリア・クイーンズランド大学のJ・Lennert Veerman氏の研究によると、1日平均6時間テレビを観る人は観ていない人に比べて平均余命が約5年も短いそうです。テレビを観続けると気がつかないうちに認知が歪んでしまい、ワイドショーで暗いニュースばかり見ていると気持ちがしずんでうつ病になる危険度が増します。コメンテーターの意見を鵜呑みにして自分で考えて判断しなくなると、脳の前頭葉はどんどん機能しなくなっていきます。

対策としては、まず観たい番組だけを録画して観ること。

そして、地上波のテレビ番組よりは、動画配信サービスで懐かしい映画や、海外で制作されたドキュメンタリー作品などを観るほうがおすすめです。世間の話題についていきたいとワイドショーを観たり、若者に人気という理由で興味のないお笑い番組を観たりする必要はないのです。

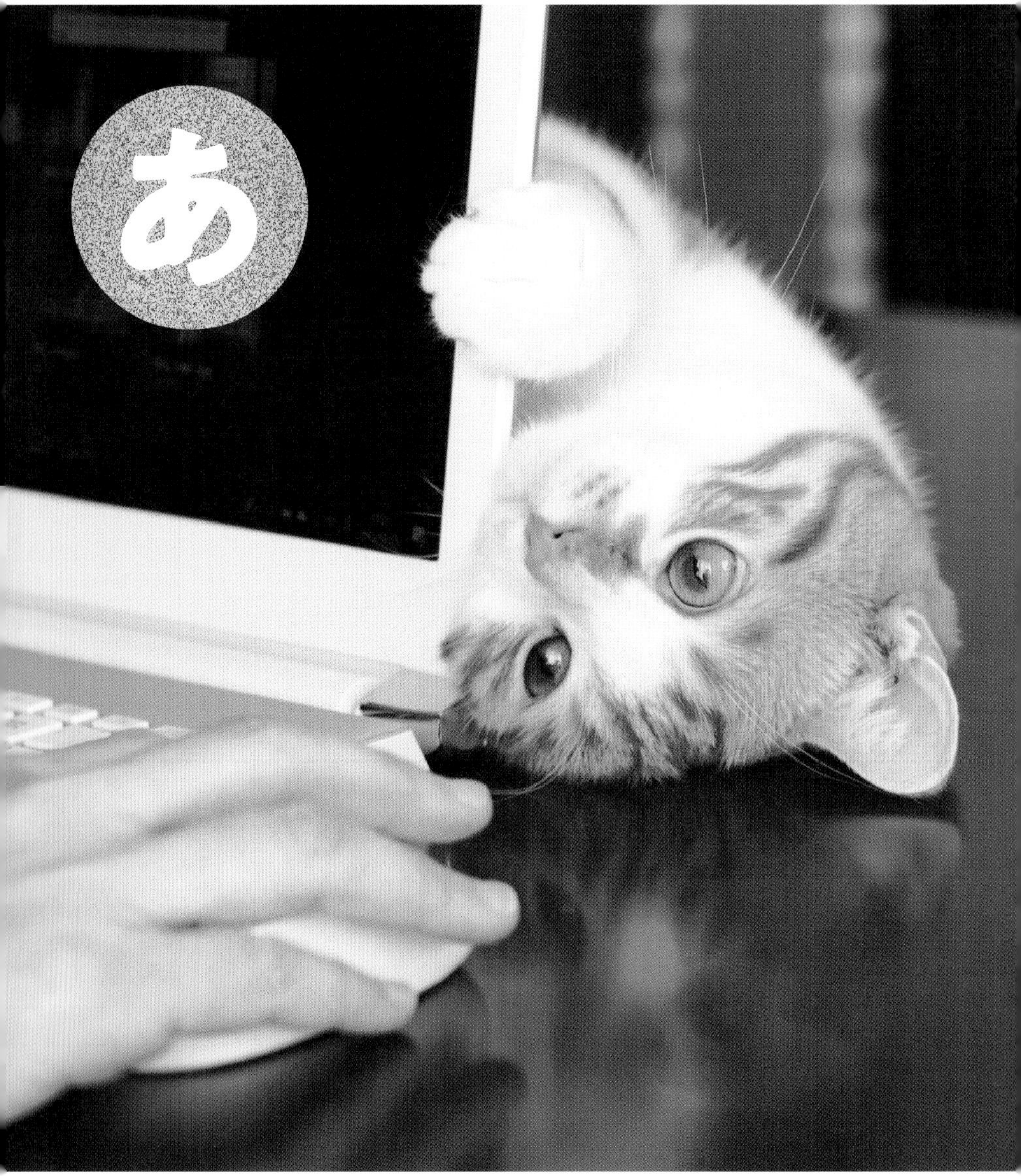
あ

「遊び上手」の周りには人が集まる

「いい歳していつまでも遊んでないで……」とよく言いますが、「年をとったらどんどん遊びましょう」と私は患者さんに伝えています。

お稽古事をやめたとたん認知症の症状が出始めた、ゴルフに行かなくなったら生きる意欲が低下した、という話を実際に聞きます。脳と体の今できている能力を残すためにも、今やっていることは続けることをおすすめします。遊びの中で想定外の出来事に遭遇したり、「なぜ失敗したか」を考えたり、数人で行う遊びなら仲間とコミュニケーションをしたりすることは、脳の前頭葉への刺激になります。

そして、遊んでいる人の話は魅力があり、人が聞かせてほしいと集まってきます。「50代には50代の遊び方」「80代には80代の遊び方」があり、「学び」があります。

私の知っている方の中で最もスマートな「遊び上手」な人は島地勝彦さんです。「週刊プレイボーイ」編集長時代は100万部を売った伝説の編集長ですが、今も自らバーテンダーをやったり、次から次へと新しい遊びにチャレンジして、82歳になられた今も若々しさを保っています。

さ

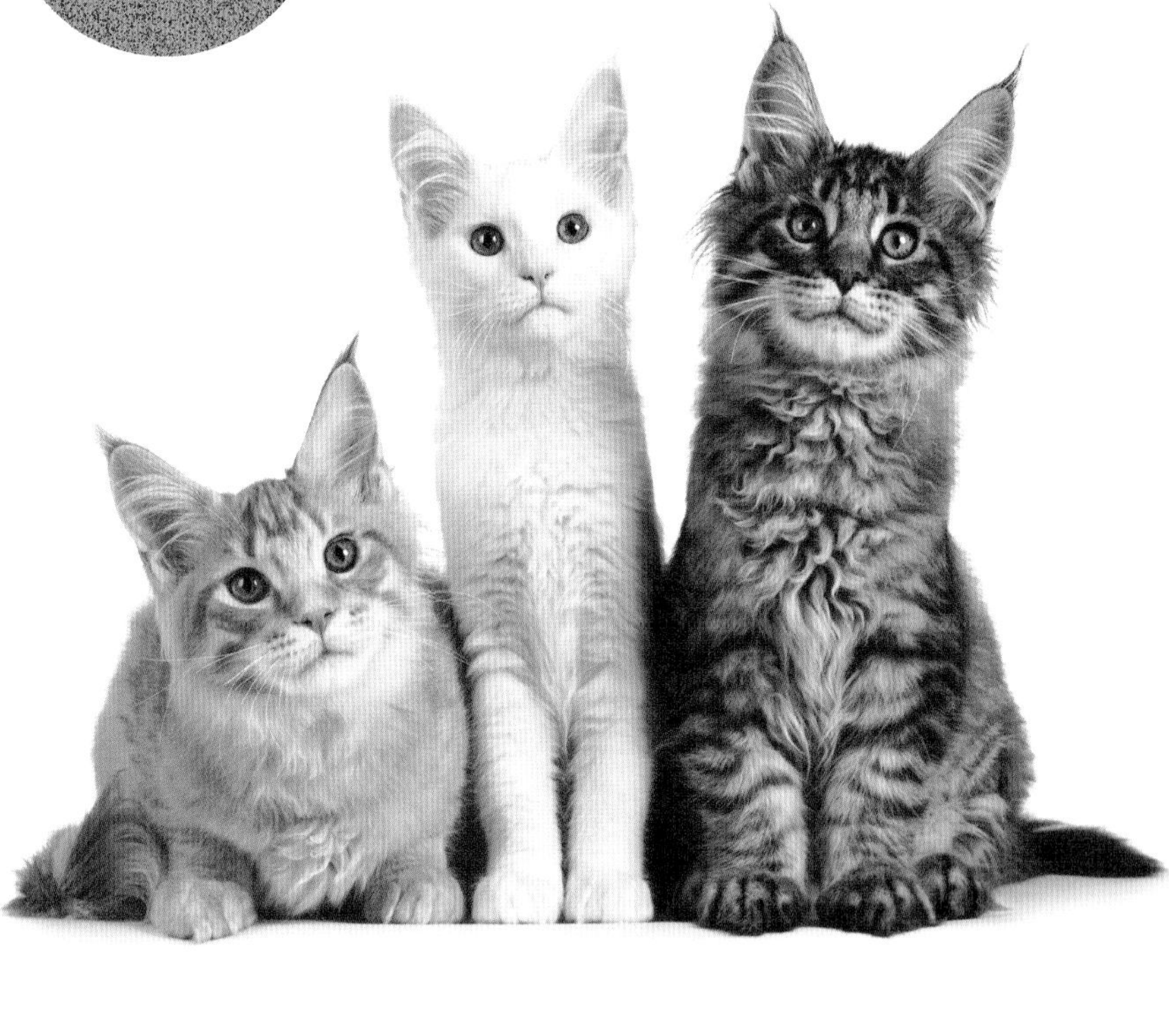

3行日記をつける

最近では、お友達に連絡するのはメールやラインで、買い物メモもスマホのメモ機能を使うという方が多いのではないでしょうか。若者だけでなく高齢の方でもペンで文字を書く機会は減っています。久し振りに漢字を書こうとしたら書けなかったという経験はないでしょうか。携帯電話がない頃は、お友達の電話番号を何十件も暗記していたのに、今は家族の携帯電話の番号も覚えていないという人も多いと思います。こうして便利な社会になるにつれて記憶力を鍛える機会も失ってきています。

そこで頭の体操のためにおすすめしたいのが手書きの「3行日記」です。

毎日なんて書くことがない、と思われる方は、最初はその日に食べた朝・昼・夕食の献立と味の感想（「鮭の塩がききすぎていた」「旬のナスは美味しい」など）でかまいません。これはよい「想起トレーニング」になります。

漢字が思い出せなかったらひらがなで書かずにスマホなどで調べて漢字で書いてみましょう。一日に起きたことを回想して日記を書いている時は集中していて他のことを考えないので、自律神経の安定にもつながります。

き

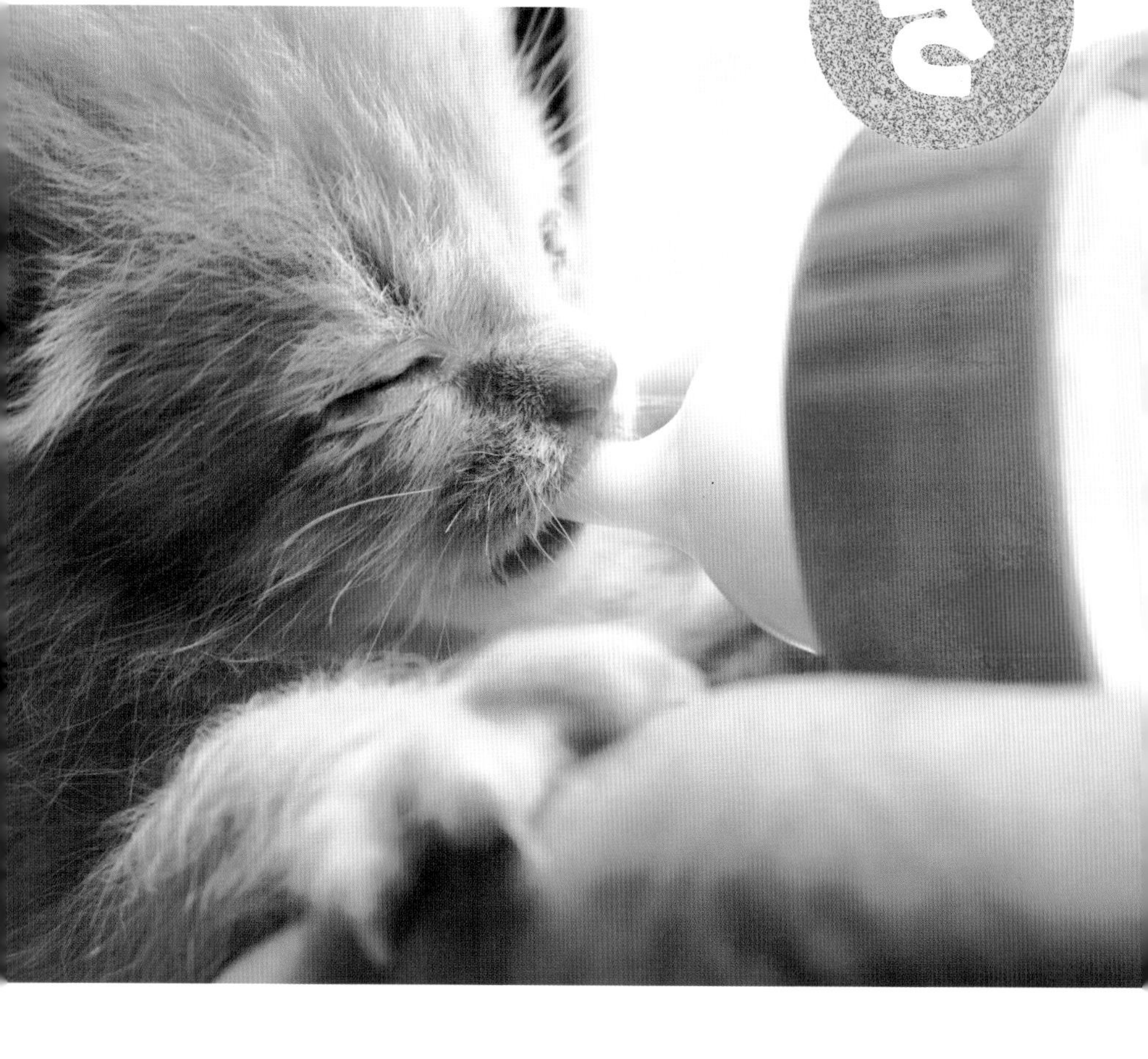

牛乳は夜に飲む

牛乳は朝食に飲むイメージが強いと思いますが、睡眠食として夜に飲むと入眠効果があるとされています。

牛乳に含まれるカルシウムは神経を休め、温めて飲めば体温が上がるので入眠が促されます。骨をつくるために必要な成長ホルモンは夜に多く分泌されるので、骨の材料となるカルシウムも、夜にとるのがよいのです。

また、トリプトファンという必須アミノ酸は、セロトニン（メラトニンという睡眠を促すホルモンの材料となる物質）という神経伝達物質をつくる材料になります。材料に使われるように、夜でも少し早めに飲むことをおすすめします。

また、牛乳には整腸作用があり、牛乳に含まれるラクトース（乳糖）が腸のぜん動運動を高めて悪玉菌の増殖を予防します。腸の働きは脳の働きと関連しているので、牛乳は脳にもよい飲み物といえます。

そして、骨粗しょう症予防に運動と牛乳は効果があります。牛乳の味やにおいが苦手な人はスキムミルクで代用してもよいです。

ゆ

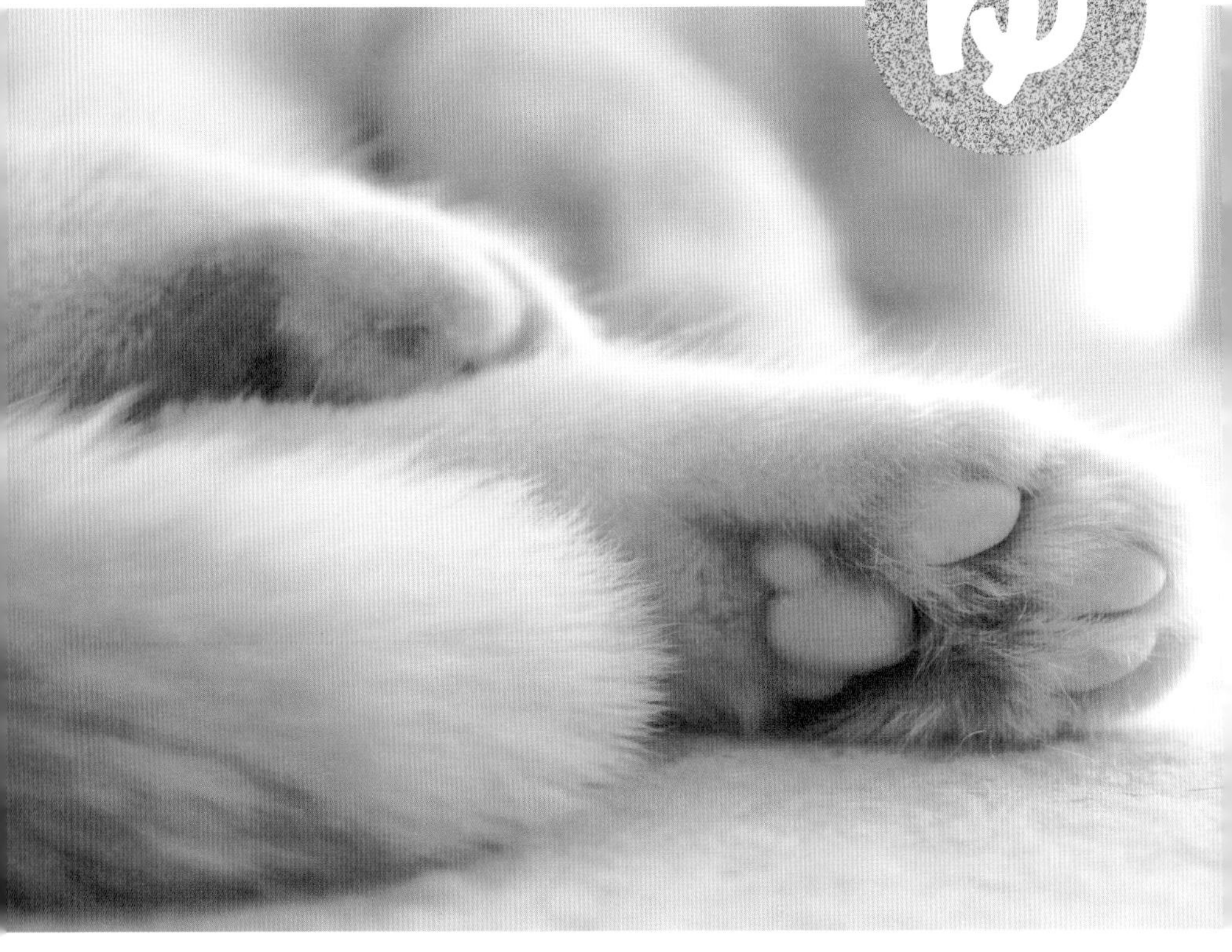

ゆったりとひとり時間を楽しむ

家にひとりでいると人に「孤独で寂しい老人」に思われるのではないかと、誰かと会う約束やお稽古事でスケジュールを無理にいっぱいにしている方がいます。でも、年をとるにつれて健康や生活スタイルの変化で、ひとり時間が増えるのは当たり前です。「寂しい」と思わずに楽しんだほうが得策です。

コロナ禍を経て、「おひとりさま」で楽しめるサービスが増えました。若者の間でもひとりで楽しむ遊びが定着しつつあります。「ひとりカラオケ」「ひとり焼き肉」「ひとりキャンプ（ソロキャンプ）」など。

ひとり参加限定のツアーも人気です。利用客の中心は60～70代で7～8割は女性だそうです（クラブツーリズム調査「朝日新聞」2023年5月14日）。

添乗員さんが付いて、周りもみんな「おひとりさま」で参加しているのですから、気兼ねもいりません。友達と一緒の時はおしゃべりに夢中で見逃してしまう風景に、新しい発見があるかもしれません。その場で気の合った人と一緒に旅を楽しむこともできます。

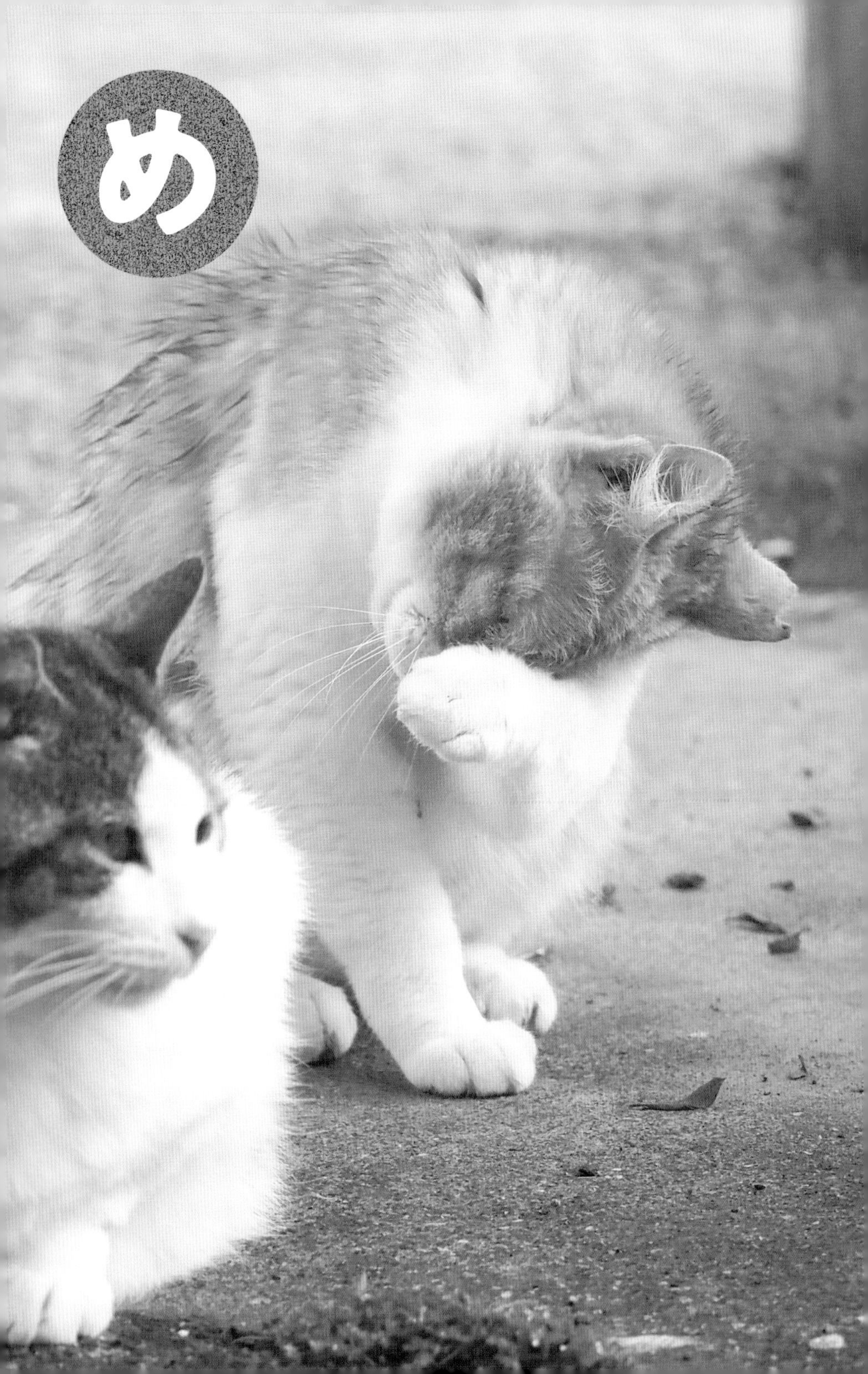
め

めんどうなことは見なかったことにする

人様に迷惑をかけずに生きてきたという高齢者の中には「怠けるのは悪」と感じてしまう方が多いように思います。一生懸命に家族や社会のために働いてきたのですから、70歳を過ぎたら大いにサボってください。やりたくないことはやらなくていいのです。それが心身の健康につながります。多少散らかっていても見なかったことにして、明日やる気が出たら片付けましょう。

また、めんどうな人に対しても「鈍感力」を使ってとぼけたふりをすればいいのです。そんな人に振り回されて腹を立てても仕方ありません。イライラしてストレスを抱えて、あなたの血圧が上がったらばからしいでしょう。めんどうな人も見なかったことにして、その場を離れましょう。

「食」においても同じです。食べたいものを食べたいだけ食べたほうが、脳の免疫機能によい影響を与えます。ストレスは健康の大敵です。お年寄りの場合は自分で食べすぎと思うくらいがちょうどいいことが多く、栄養は足りないより多めのほうが老化予防によいのです。

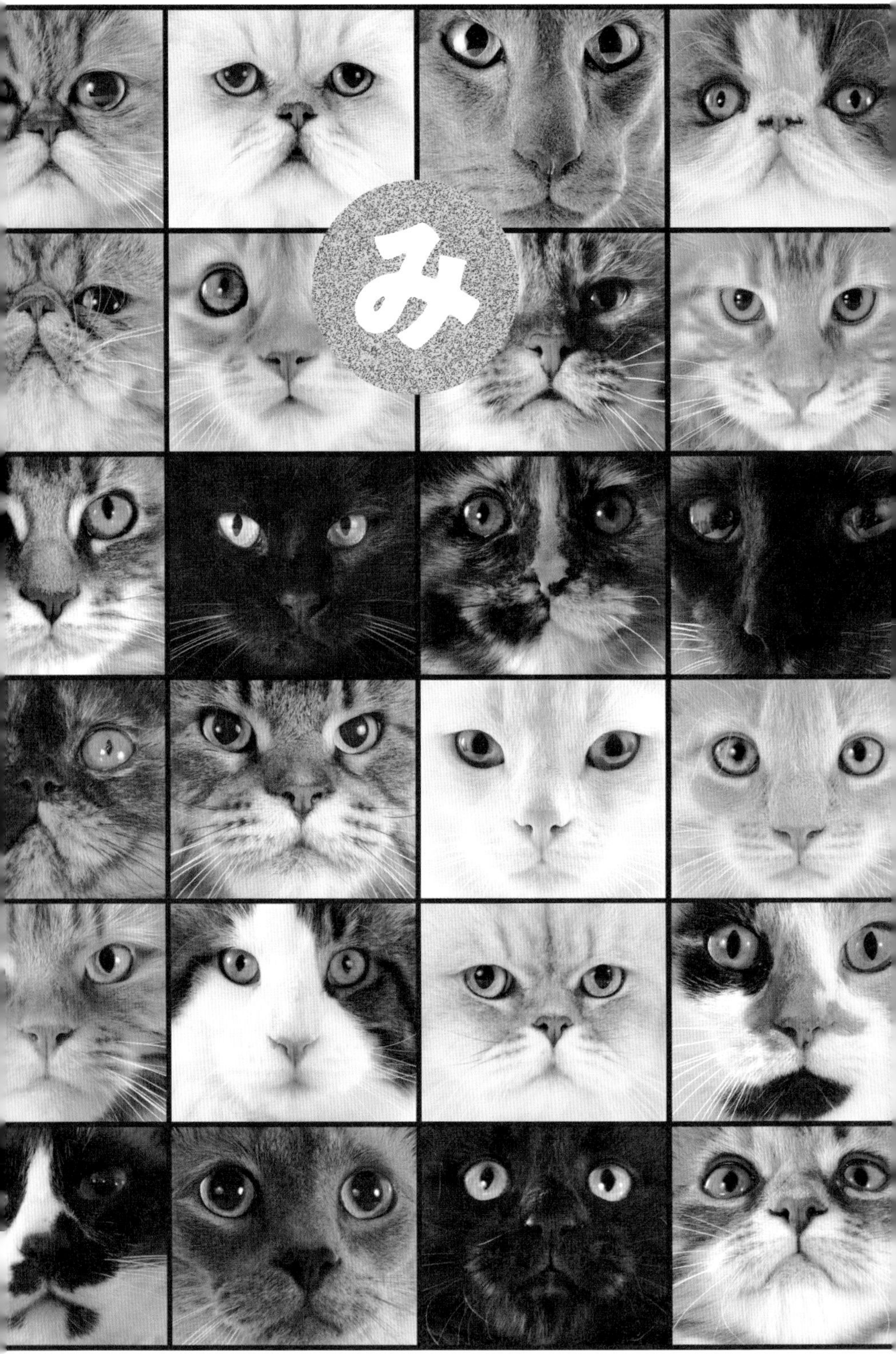
み

みんな違っていてみんなステキ

「みんなはできるのに、どうして私はできないんだろう」

「他の人がしないことをしたら、おかしい人だと思われて仲間外れにされないかしら」

と、必要以上に心配なさる方がいます。

でも高齢者に大事なのは「あるがままに、やりたいように生きる勇気」です。

人目を気にせず、楽しく生きている人は周りから見て魅力的です。

たとえば歌手の美輪明宏さん。黄色い髪・洋服はかなりユニークですが、美輪さんによく似合っていて若者にも親しまれています。奇抜なファッションで知られる作家の志茂田景樹さんも、独特の言葉のセンスが若者に受けてツイッターには40万人以上ものフォロワーがいて、共感を得ています。

誰かと自分を比べるから、嫉妬や妬みも生まれるのです。短所しかない人も長所しかない人もいないのです。

SMAPの『世界に一つだけの花』の歌詞のように、それぞれが違った長所や短所を持っているからそれが素敵な個性となるのです。

し

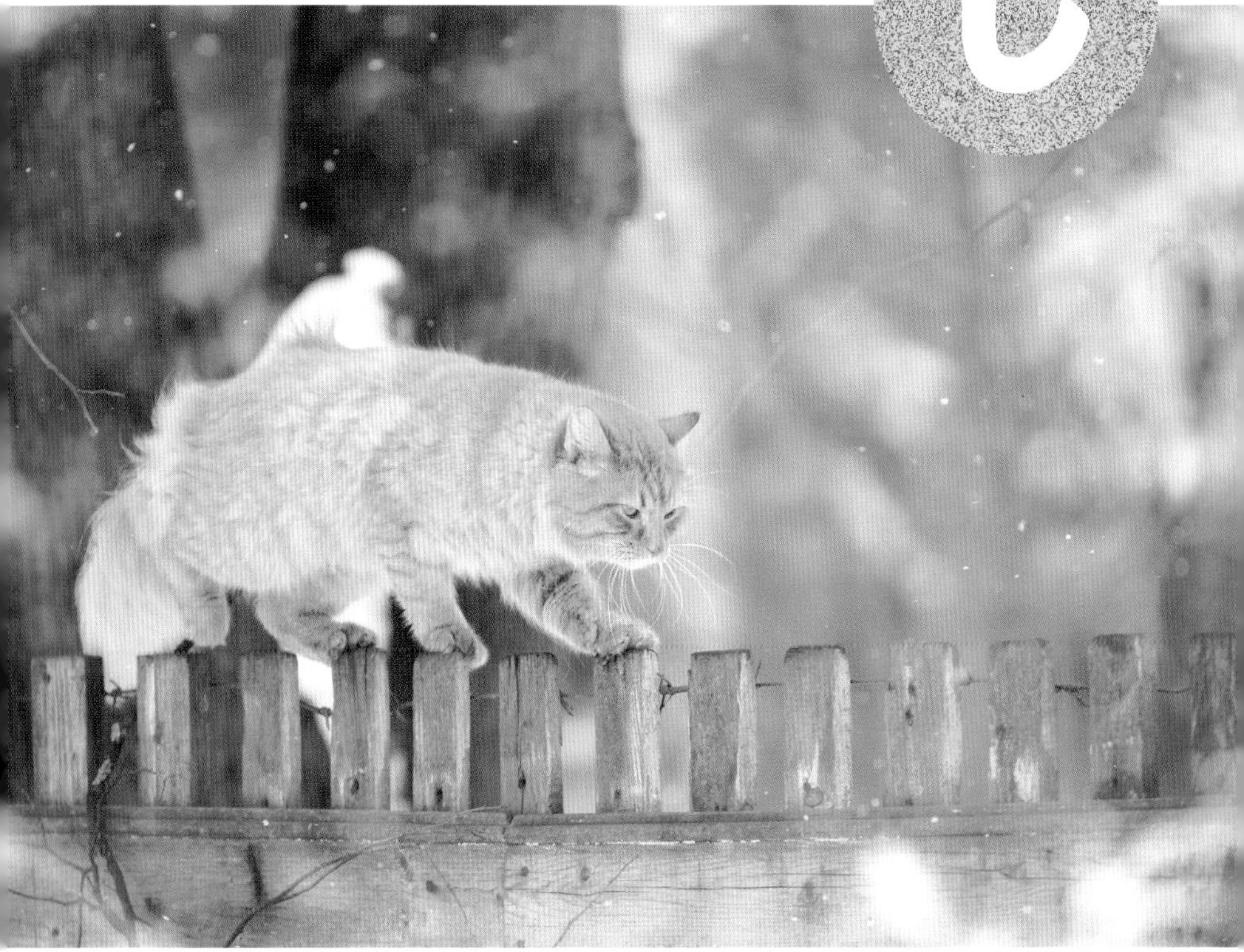

ここまで「やりたくないことはしないでいいですよ」「好きなものを食べましょう」などと、自分を甘やかすことをすすめてきましたが、足腰などの機能を維持するためにちょっとだけ困難なこともあえてすることをおすすめします。

『ぼけますから、よろしくお願いします。』という、信友直子監督が自分の認知症になった母を老老介護する父の暮らしを記録したドキュメンタリー映画があります。現在、妻を看取り、102歳でひとり暮らしをしている信友さんのお父様は、段差のある玄関やお風呂をバリアフリーにせずに暮らしているそうです。段差の上り下りは足の運動になっているのでしょう。

多少の認知症の症状があっても、長年暮らしてきた家であればひとりでも安全に元気で暮らせるという人も大勢います。「ひとりだから気をつけなければ」と気を引き締めて頭と体を使って、今の暮らしを維持しようとする気持ちが認知症の進行を遅らせるのだと思われます。「危ないから誰かにやってもらう」「転ぶといけないから段差はすべてなくす」ということが必ずしも体によいこととは限りません。

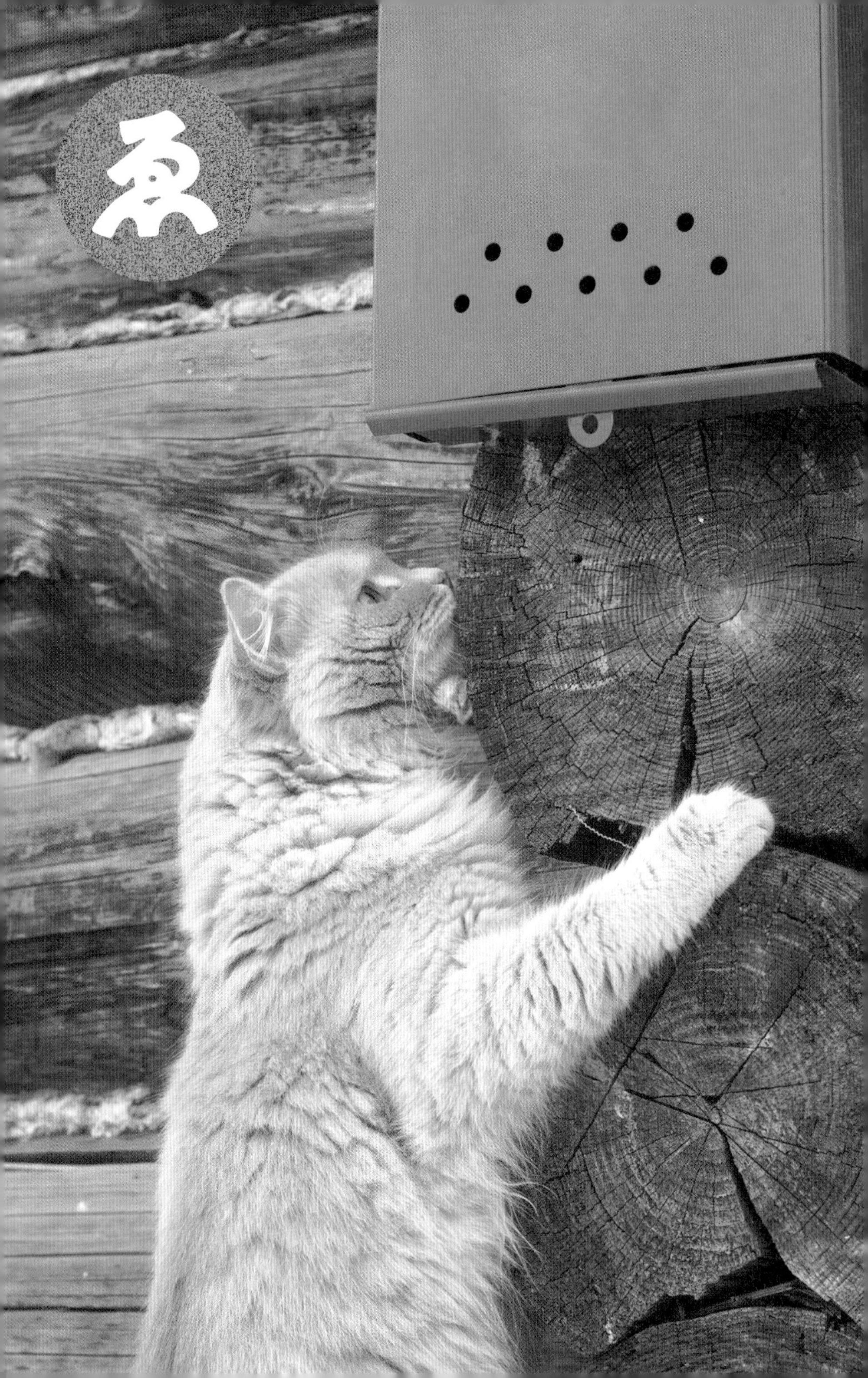

絵手紙で季節のご挨拶

最近では年賀状もメールやラインで済ませてしまう人が増えていますが、桜の季節、暑中お見舞い、紅葉の季節などに親しい人に絵手紙を描いて送ることをおすすめします。

絵を描くことは脳への刺激となります。散歩に出て、実際の花を見て写生するのもよいですし、旬の果物を買って来てうちで描いてみるのもいいでしょう。

94歳になる木村セツさんの新聞のカラーページを使った新聞ちぎり絵は、温かな風合いがあり、ツイッターで知られるようになると一躍人気となりました。こうしたちぎり絵も、どこにどの紙を使おうかと考えることが脳活になります。

絵を描くことは頭と手を使う作業で、セロトニンという幸せホルモンの分泌につながり、うつ病予防になるともいわれています。

また、何を書こうかと、相手の今の状況を思いやったり、過去の出来事を思い出したりして文章を書くことも、脳活プラス心へのよい刺激となります。

何かに集中すると気持ちがリセットされるという効果もあります。

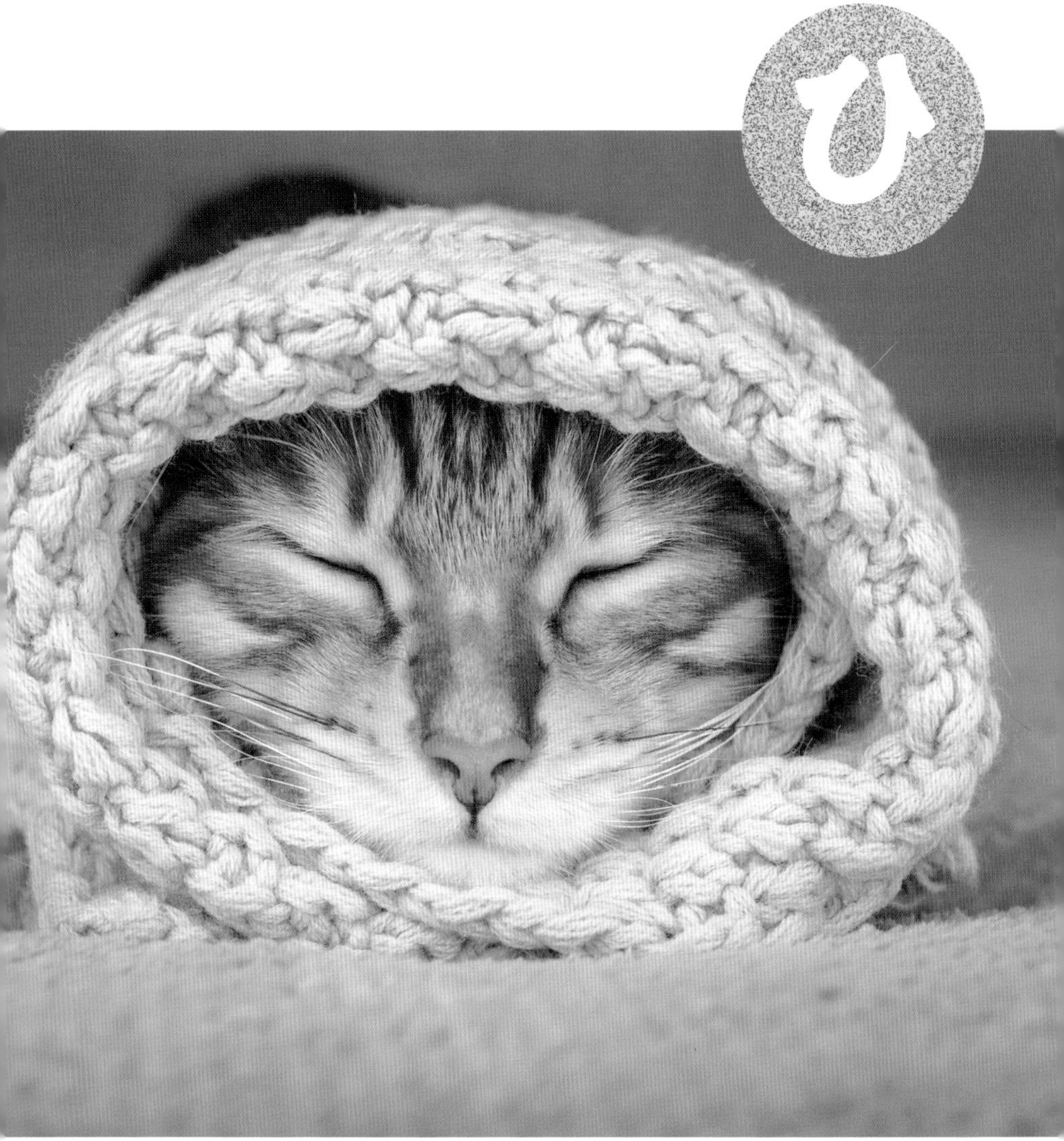
ひ

冷え対策は「3つの首」を温める

コロナ禍で体温を測ることが習慣になったという方も多いと思います。体温は、65歳以上では50歳以下より0・2度低く、36・7度±0・4度が平均値（わきの下で計測）といわれています（テルモ体温研究所サイト・入來正躬氏らの研究報告より）。

高齢になると体温調節機能がうまくいかなくなります。また、ダイエットのしすぎや低栄養状態で筋肉量が低くなると体温は下がりがちになります。人間の筋肉の7割は下半身にあることから、歩くことで足の筋肉を維持することは冷え対策になります。

そして、体温が下がらないように「首」「手首」「足首」の「3つの首」を温めましょう。この3つの首は血流が多いので、ここが冷えると全身が冷えてしまうのです。

逆にここをしっかり温めれば全身が温まります。夏でも冷房の効いた室内にいると冷える恐れがありますので、ストールなどの首に巻くものは持ち歩きましょう。手首は手袋やサポーター、足首はレッグウォーマーや足首まである靴下で温めるのがおすすめです。女性は閉経後は女性ホルモン分泌低下による冷えもあり、冷えがひどい場合はホルモン補充療法で改善することもあります。

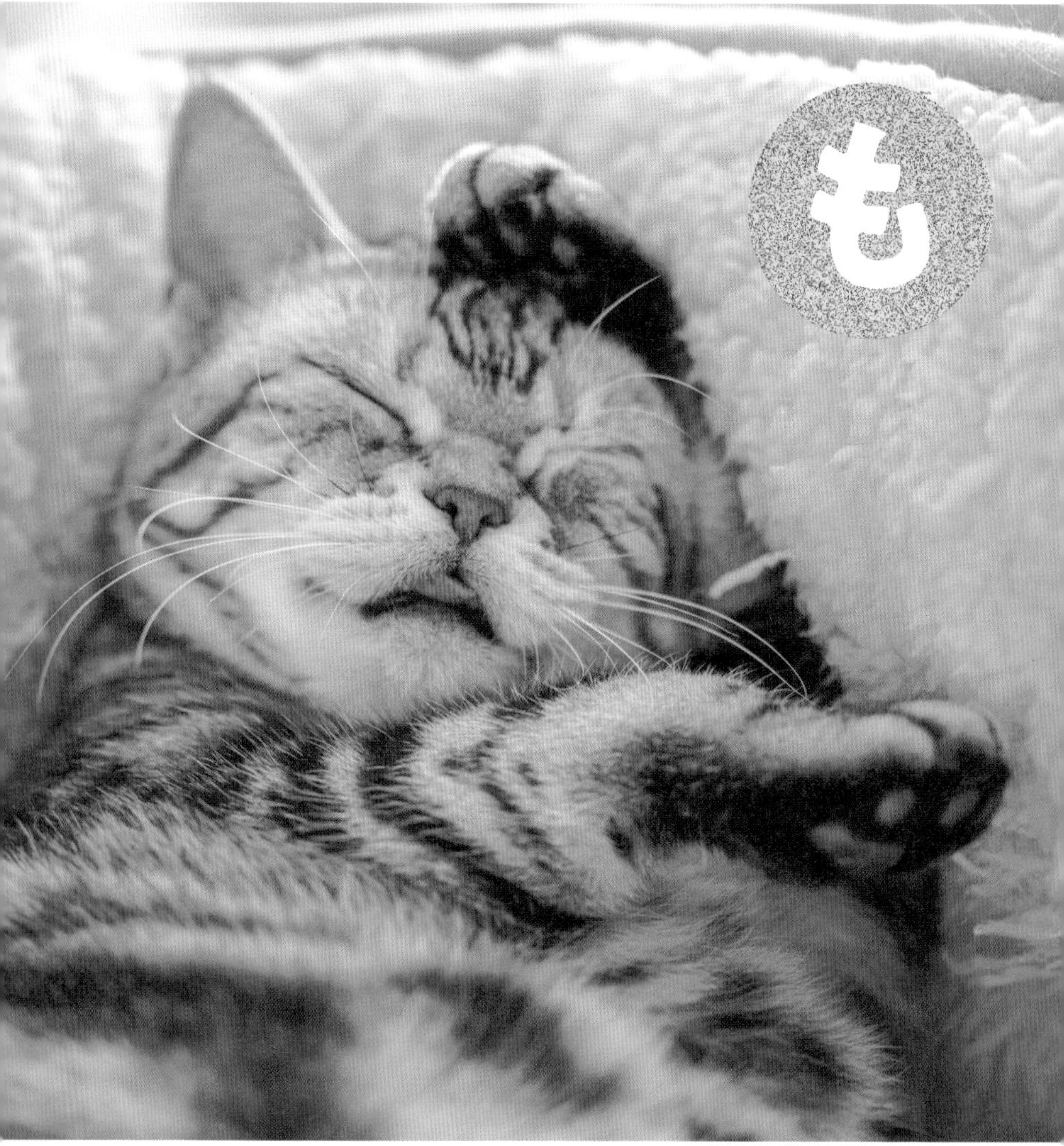
む

認知症予防によいと思い、テレビの「東大生クイズ」のようなものを一生懸命観て、新しい知識を詰め込もうとする方がいらっしゃいます。でも、高齢者の前頭葉の老化予防になるのは「インプット」より「アウトプット」。今から知識を増やすよりも、今ある知識をいかに活用して、人にわかりやすく、おもしろく話せるかを考えたほうが脳の前頭葉への刺激になります。

したがって、「〇〇という本に〇〇と書いてありました」と事務報告のような会話をしてもだめです。「物知りなんですね」と相手に言われて会話は終わってしまいますし、「そんなことインターネットで調べれば誰だってわかるよ」と言われてしまいます。

本で読んだ知識に自分の経験や失敗談などを加えて語り、今相手が抱えている悩みに役立つ提案をしてあげられたら、相手は「頼りになる人だな」とか「おもしろい考えを持った人だな」と思うでしょう。そしてまたあなたに会いたいと思うはずです。

そして、あなたにとってもこうしたコミュニケーションは役立つ知識を得る機会となります。物知りより話のおもしろい、また会いたいと思われる人を目指しましょう。

せ

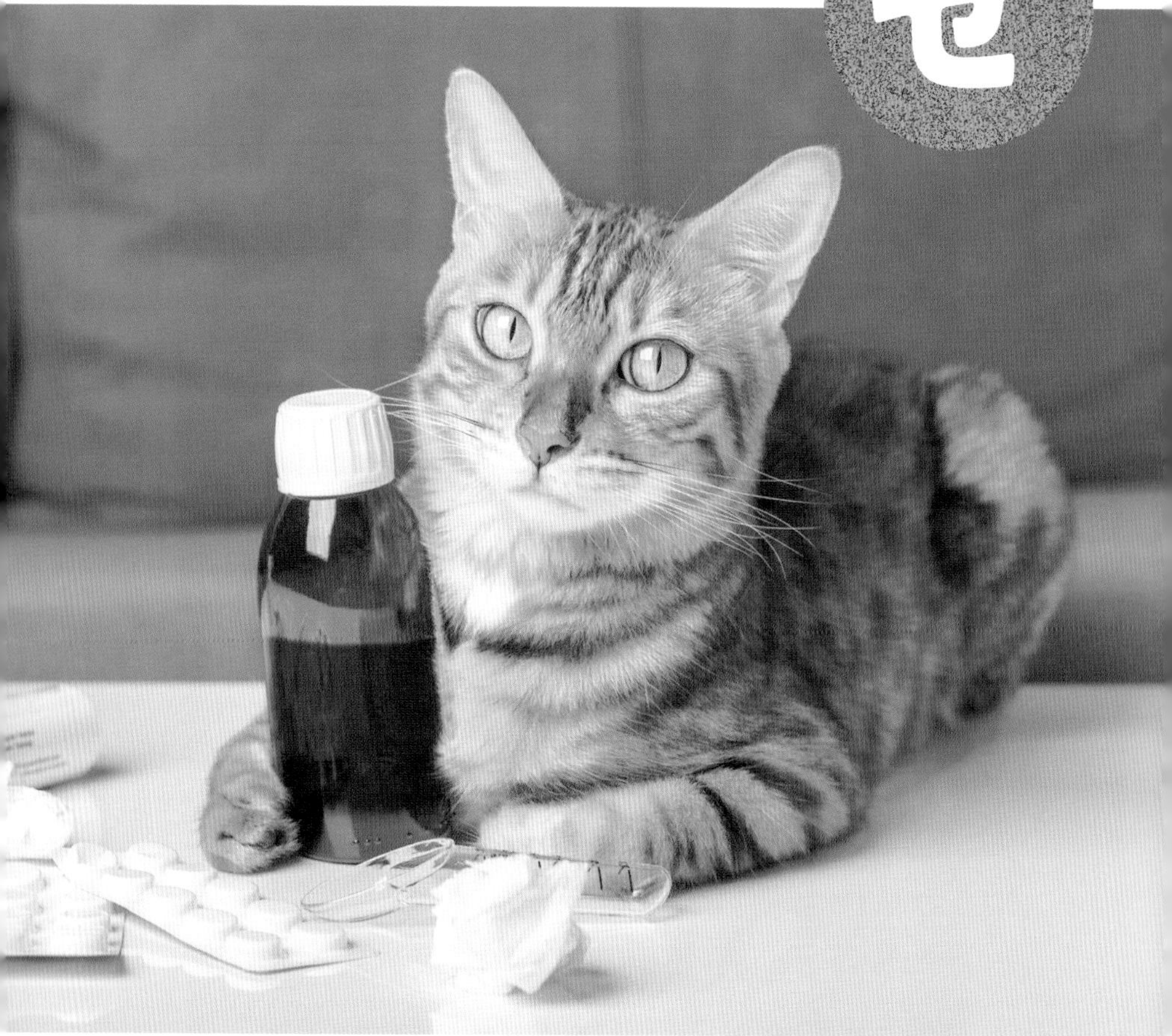

せっかくの薬も飲みすぎると逆効果

高齢者は病院に行きすぎ、薬を飲みすぎだと私は思います。

多くの種類の薬を飲んでいれば副作用のリスクは大きく、原因不明の不調の原因が持病の薬ということもあり得ます。高齢になると壮年期より薬が効きすぎる傾向にありますが、それを考慮せずに処方する医師も少なからずいて、精神安定剤（睡眠導入剤としても用いられる）が効きすぎる事例もあります。風邪薬に使われる抗ヒスタミン薬、ステロイド、H2ブロッカーという胃潰瘍の薬などは高齢者が服用すると意識障害（せん妄）を起こしやすいのです。気づかないうちに意識を失ったり認知症のような症状が出たりすることもあります。このような意識障害が運転中に起こると大変なことになります。寝とぼけたり夢を見ていたりするような状態での運転の危険は計りしれません。テレビで報道される高齢者の暴走事故のほとんどは普段安全運転している人が暴走して信号無視をしているのですから、意識障害の可能性が高いのです。そして、高齢者の死亡事故の4割は自損事故ですからこれも意識障害の可能性が高いのです。意識がおかしくなったことが一度でもあるならすぐに薬を見直すべきです。

す

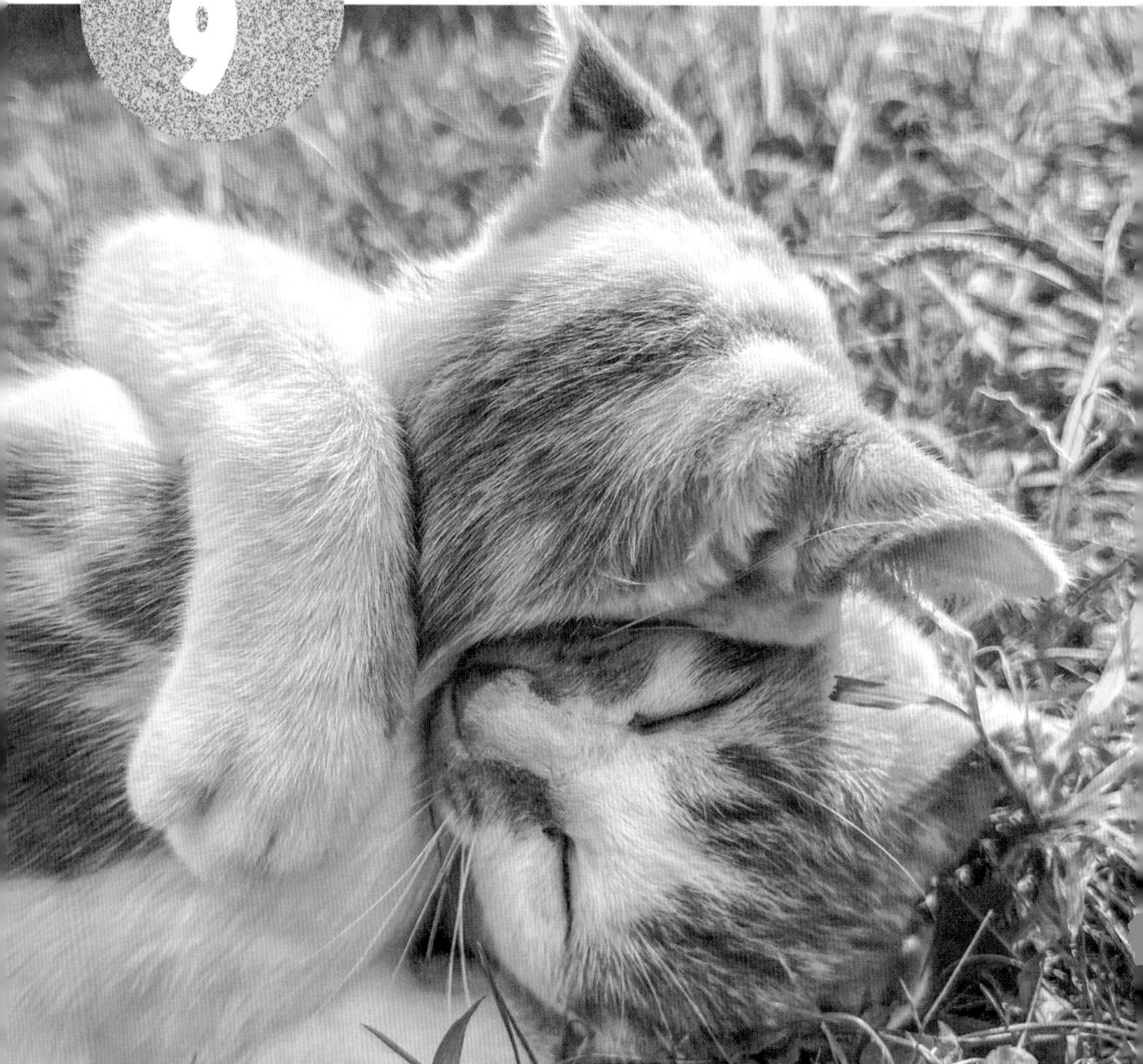

好きな人と幸せに過ごす

いくつになっても好きな人がいることは、生きる意欲につながるよいことです。それが夫や妻であっても、「推し活」をするアイドルでも、行きつけの居酒屋の女将さんでもかまいません。

相手の気持ちを考えずに迷惑をかけたり、自分の気持ちを押し付けたりしてはいけませんが、相手に好かれたいとおしゃれにお金をかけるのも、相手の好きな趣味に合わせて新しいことを始めるのも、同じアイドルが好きな若い友達ができて一緒に地方に遠征してコンサートを見に行くのもいいでしょう。自分がワクワクすることは生きる意欲につながります。

恋愛ではなく、対象が友達でも飼いねこでも、かけがえのない存在がいると、生きる張り合いを感じられます。

老化は意欲の低下から起こり、生きる張り合いは若さを維持します。

好きな人と大切な時間を過ごせることの幸せを実感して、心穏やかに過ごすことは何より人生の至福となります。

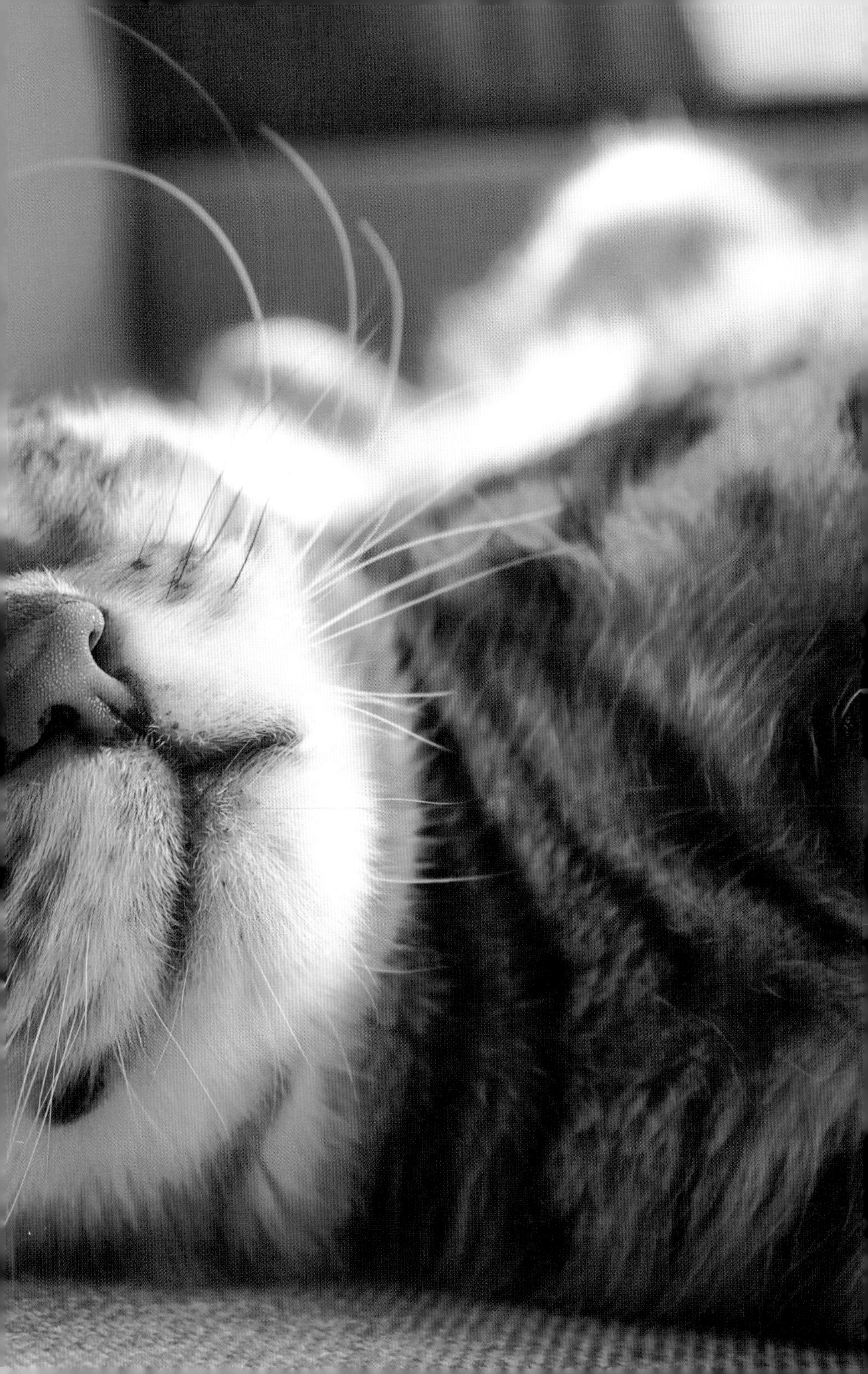

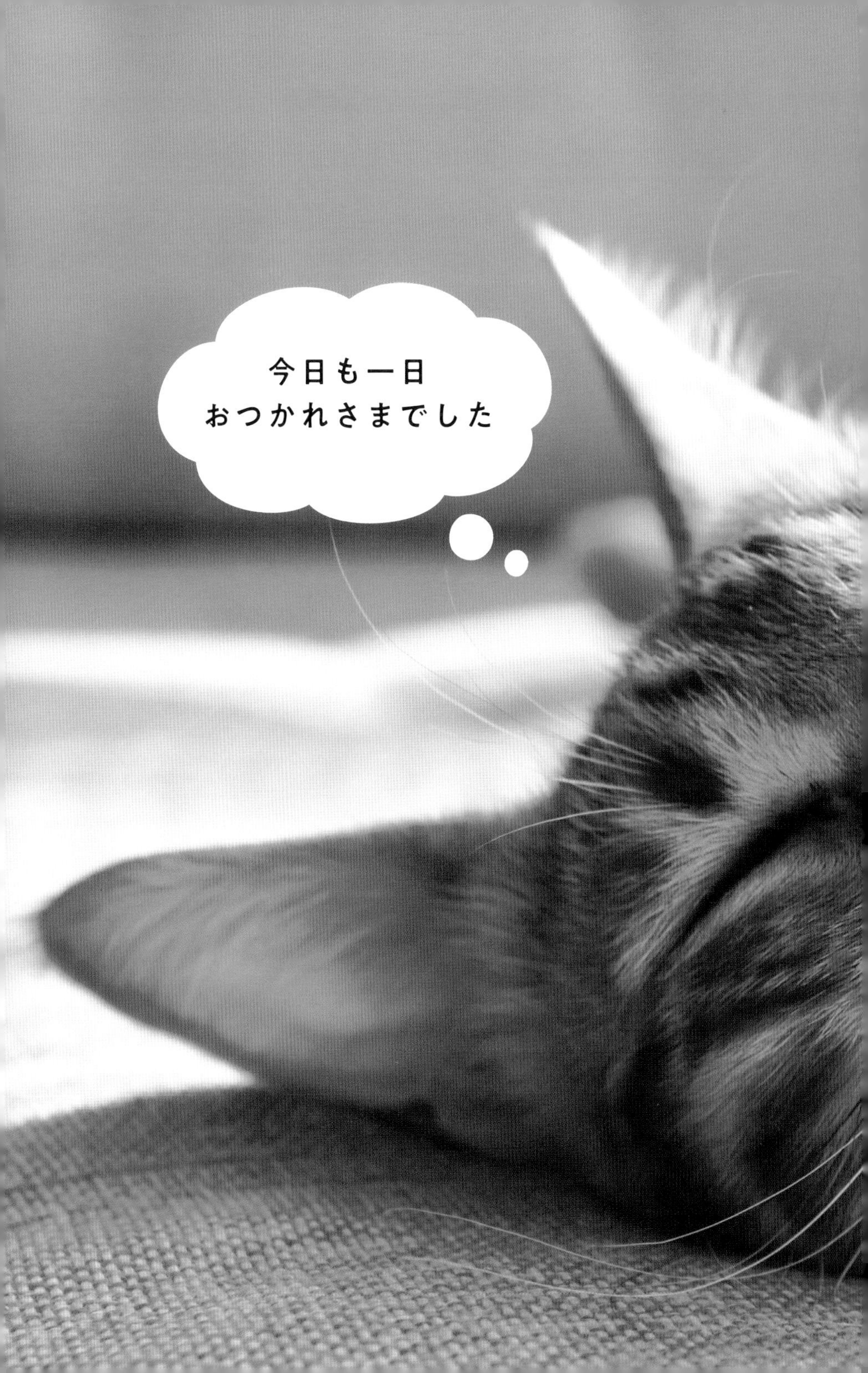
今日も一日
おつかれさまでした

【写真クレジット】

カバー写真：tojiko / PIXTA（ピクスタ）、P010：たけぽん / PIXTA（ピクスタ）、P012：Amerigo_images / PIXTA（ピクスタ）、P014：らい / PIXTA（ピクスタ）、P016：チョコラ / PIXTA（ピクスタ）、P018：sae / PIXTA（ピクスタ）、P020：maron / PIXTA（ピクスタ）、P022：kenyamamoto / PIXTA（ピクスタ）、P024：Vera / PIXTA（ピクスタ）、P026：Svetlana Rey / PIXTA（ピクスタ）、P028：Konstantin / PIXTA（ピクスタ）、P030：MediaFOTO / PIXTA（ピクスタ）、P032：popuman / PIXTA（ピクスタ）、P034：ものものつくりづくり / PIXTA（ピクスタ）、P036：らい / PIXTA（ピクスタ）、P038：Carlos / PIXTA（ピクスタ）、P040-041：studioaria / PIXTA（ピクスタ）、P042：ここね / PIXTA（ピクスタ）、P043：ciptacikap / PIXTA（ピクスタ）、P044：Okssi68 / PIXTA（ピクスタ）、P046：office-pao / PIXTA（ピクスタ）、P048：Hinoki / PIXTA（ピクスタ）、P050：take_p / PIXTA（ピクスタ）、P052：MarinaDemidiuk / PIXTA（ピクスタ）、P054：The Kaikoro / PIXTA（ピクスタ）、P056：mitu / PIXTA（ピクスタ）、P058：ryo96 / PIXTA（ピクスタ）、P060：chie_hidaka / PIXTA（ピクスタ）、P062：ramustagram / PIXTA（ピクスタ）、P064：Svetlana Rey / PIXTA（ピクスタ）、P066：：鈴木晴彦 / PIXTA（ピクスタ）、P068：ramustagram / PIXTA（ピクスタ）、P070-071：Svetlana Rey / PIXTA（ピクスタ）、P072：らい / PIXTA（ピクスタ）、P074：ramustagram / PIXTA（ピクスタ）、P076：ryo96 / PIXTA（ピクスタ）、P078：FurryFritz / PIXTA（ピクスタ）、P080：M Yoshida2019 / PIXTA（ピクスタ）、P082：taden / PIXTA（ピクスタ）、P084：Princess Anmitsu / PIXTA（ピクスタ）、P086：Nynke van Holten / PIXTA（ピクスタ）、P088：やむ / PIXTA（ピクスタ）、P090：chie_hidaka / PIXTA（ピクスタ）、P092：maron / PIXTA（ピクスタ）、P094：cynoclub / PIXTA（ピクスタ）、P096：Kichigin / PIXTA（ピクスタ）、P098：MSharova / PIXTA（ピクスタ）、P100：Svetlana Rey / PIXTA（ピクスタ）、P102：ramustagram / PIXTA（ピクスタ）、P104：Svetlana Rey / PIXTA（ピクスタ）、P106：Yellow Magic / PIXTA（ピクスタ）、P108-109：Antibydni / PIXTA（ピクスタ）

＜著者略歴＞
和田秀樹（わだ・ひでき）
精神科医
1960年、大阪府生まれ。1985年、東京大学医学部卒業。東京大学医学部附属病院精神神経科助手、米国カール・メニンガー精神医学校国際フェロー、国際医療福祉大学教授を経て、現在、ルネクリニック東京院院長。高齢者専門の精神科医として高齢者医療の現場で、30年以上、6000人以上の患者を診続けている。
『六十代と七十代 心と体の整え方』（バジリコ）、『70歳が老化の分かれ道』（詩想社新書）、『80歳の壁』『ぼけの壁』（以上、幻冬舎新書）、『名門塾はあなたの子供をダメにする！』『テレビを捨てて健康長寿』（以上、ビジネス社）など著書多数。

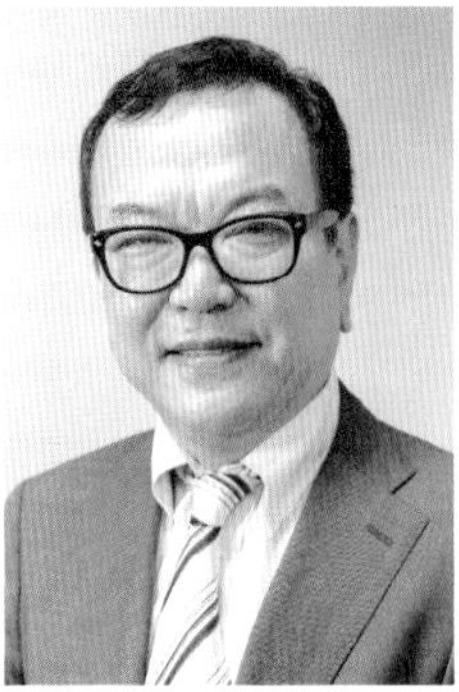

1日1つ！
にゃんこといっしょに健康長寿

2023年9月1日　　第1刷発行

著　者　和田 秀樹
発行者　唐津 隆
発行所　株式会社ビジネス社
〒162-0805　東京都新宿区矢来町114番地 神楽坂高橋ビル5F
電話　03(5227)1602　FAX　03(5227)1603
https://www.business-sha.co.jp
〈装幀＆本文デザイン・組版〉荒木香樹
〈印刷・製本〉株式会社 ディグ
〈営業担当〉山口健志
〈編集担当〉近藤　碧

ISBN978-4-8284-2546-7